당뇨병
사람이
먼저다

II

요당과 간 기능,
그리고 대사증후군

DIABETES MELLITUS

당뇨병
사람이
먼저다

II

요당과 간 기능,
그리고
대사증후군

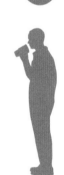

이승언 | 강은영 지음

당뇨병 환자는 술을 마셔도 될까? 마시면 안 될까?
봄, 여름, 가을, 겨울 사계절을 타는 당뇨병?

한의학 당뇨병 치료는 세상에 없던 전혀 새로운 것이 아닙니다.

**우리가 잊고 있던, 잊혀져 가던
자연스러운 방법입니다.**

바른북스

당뇨병 환자들의 몸 상태는 사람마다 다릅니다. 혈당은 몸의 상황을 보여주는 신호들 중 하나입니다. 혈당 수치만을 가지고 당뇨병의 상태를 평가할 수는 없습니다. 당화혈색소가 6.5% 미만 심지어 6% 미만의 사람들도 당뇨병 진료를 받기 위해 한의원에 오십니다. 혈당 관리 상황만 보면 이분들에게 문제는 없는 것입니다. 그런데 이분들은 왜, 무엇이 힘든 것일까요?

환자분들은 잘 알고 있습니다. 혈당 수치를 낮추는 것이 얼마나 어려운 일인지요. 혈당을 관리하려고 노력해도 시간이 흐를수록 당뇨 합병증의 위험은 가까워져 옵니다. 혈당을 낮춰준다는 건강식품을 찾는 분들도 많습니다. 그러나 혈당 수치를 떨어뜨리기 위한 목적으로 대형 제약회사가 개발한 경구혈당강하제당뇨약들도 좀처럼 효과가 나지 않는 경우가 많습니다. 부작용이 있을 수 있지만 효과를 위해 복용하는 양약도 이럴진대 모든 당뇨병 환자들에게 똑같이 혈당 강하 효과를 보이는 보조식품을 찾기는 어렵습니다.

그렇다면 필자들은 이 책에서 무슨 이야기를 하려는 것일까요? 한약이 어느 건강식품이나 당뇨약보다 더 강력하고 빠르게 혈당을 떨어뜨려 준다는 것일까요?

필자들의 당뇨병 진료는 역사적 사실들에 바탕을 두고 있습니다. 당뇨병을 연구하고 치료해온 의학적 내용들이 중요합니다.

기원전 인도의 의학서에는 꿀오줌이란 의미의 질병명이 기록되어 있습니다. 역사상 가장 오래된 한의서《황제내경》에는 단맛이 나는 소변을 볼 때의 증상들이 기록되어 있습니다. 1679년 영국의 한 의사가 단맛이 나는 소변을 많이 누는 환자를 보고 오늘날 당뇨병이라고 부르는 병명을 처음으로 사용했습니다.

1610년에 완성된《동의보감》에는 단맛이 나는 소변을 보는 증상과 간肝의 연관성을 이야기하고 있습니다. 1848년 프랑스의 생리학자는 당뇨병의 원인은 간 기능 이상에 있다는 연구 결과를 발표했습니다. 현재 전 세계 의과대학들에서 가장 많이 사용하는 생리학 교과서인 《Guyton and Hall Textbook of Medical Physiology》에서는 혈당 조절의 완충 역할이 간에 있다고 언급하고 있습니다.

한의학과 서양의학에서 공통적으로 중요하게 여기는 것은 소변에서 나오는 당과 간 기능입니다. 필자들의 당뇨병 진료는 간 기능을 회복시키는 것, 소변으로 당이 빠져나오지 않도록 몸을 회복시키는 것을 목표로 합니다.

치료를 위해 한의사는 병의 근본 원인을 찾습니다. '일정한 범위에서 변화하던 혈당이 왜 상승하게 되었을까?, 인슐린 분비가 정상적인데 간의 혈당 조절 완충 역할에 어떤 문제가 있을까?, 그리고 이 환자분의 몸의 회복력은 어떤 상태일까?' 진찰하고 따져보며 환자마다 필요한 치료법을 안내합니다. 치료를 통해 우리 몸의 타고난 회복력을 증진시키고 건강을 유지할 수 있도록 돕고자 합니다.

대사 기능의 현상이자 결과인 혈당 수치를 더 강력하게 떨어뜨리기 위한 약이 아니라 혈당 상승의 원인이 된 대사 기능의 문제를 해소하도록 약을 처방합니다. 환자마다 개인이 가진 병의 원인, 몸의 문제를 찾기 위해 한의사의 진료는 환자와의 소통을 무엇보다 우선으로 여깁니다.

2008년부터 시작된 한의학 당뇨병 진료가 어느덧 16년째입니다. 그동안 국내외 강연 활동, 논문 게재, 책 출판, 한약 조성물의 효능 연구, 특허 등록, 벤처 인정 등 많은 활동이 있었습니다. 그리고 오랜만에 책을 새로 출간하게 되었습니다. 혈당 수치 관리만이 아닌 당뇨병 치료에 관심을 가지고 이 책을 읽고자 하시는 독자분들께 진심으로 감사드립니다. 독자분들의 기억에 남는 책이 되어 많은 분들의 건강에 도움이 되길 바랍니다.

차례

6장

"저에게 맞는 생활 방법을 알려주세요"
당뇨병 생활 관리

마치며

1장

"무엇이 그렇게 중요한 것일까?"

혈당

혈당 측정을 안 해도 될까?

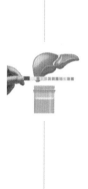

당뇨병을 진단받은 사람이 혈당 측정을 안 해도 될까?

당뇨병을 예방하고 싶은 사람이 혈당 측정을 안 해도 될까?

위 물음들의 답은 '안 해도 된다.'이다. 혈당 측정을 대신할 수 있는 방법이 있기 때문이다. 어떤 방법일까? 그 방법을 설명하기 전에 먼저 알아야 할 것이 있다. 혈당 측정을 하는 이유를 알아야 한다. 혈당 측정을 왜 하는지 이해하게 된다면 당뇨병의 핵심을 알 수 있게 된다.

단맛이 나는 소변에서 인슐린까지, 당뇨병 연구의 흐름

1679년 영국의 의사 Thomas Willis가 Diabetes Mellitus라는 질병 명을 최초로 사용하였다. 기존의 질병인 Diabetes Insipidus와 유사한 질병을 구분하기 위한 명명이었다.

Diabetes Insipidus란 소변을 많이 보는 질환인 요붕증을 의미한다. Diabetes Mellitus의 Mellitus는 '달다'라는 뜻이다. 요붕증과 마찬 가지로 소변을 많이 보는데 그 소변에서 단맛이 났기 때문에 Willis는 Mellitus를 붙여서 병명을 구분하였다.

Diabetes Mellitus를 일본에서 糖尿病당뇨병으로 번역하였고 우리나라도 현재까지 당뇨병이란 병명을 사용하고 있다.

1775년 영국의 의사 Matthew Dobson은 '소변의 단맛은 혈청 속의 당 때문이다.'라는 내용을 논문으로 발표하였다. 혈청이란 혈액에서 혈구와 혈장단백질피브리노겐을 제거한 것을 말한다. 즉 당뇨병 환자의 소변이 단맛이 나는 이유가 혈액 속의 당 때문이라는 것이다. 혈액 속의 당이 바로 '혈당'이다.

1848년 프랑스의 실험생리학자 Claude Bernard는 간의 글리코겐 기능을 연구하며 당뇨병의 원인이 간 기능 이상에 있다고 발표하였다. 이 이론에 기초하여 개발된 경구혈당강하제당뇨약 성분이 비구아 나이드Biguanide 계열이다. 비구아나이드에 속하는 메트포르민 제제는 2020년 현재 전 세계에서 가장 많이 처방되는 당뇨약이다. 많이 처방될 뿐 아니라 각국의 당뇨병 약제 처방 지침에서 2형 당뇨병에 가장 기본적으로 처방하라고 권고하고 있는 약물이다.

1916년 영국의 생리학자 Edward Albert Sharpey-Schafer는 한 가설을 발표하였다. 췌장에서 분비되는 물질이 부족할 경우 당뇨병이 생긴다는 내용이었다. Schafer는 이 물질에 '인슐린'이라는 이름을 붙였다. 현재로부터 약 100년 전에 인슐린이라는 단어가 세상에 등장한 것이다.

1921년 캐나다의 의사 Frederick Banting과 Charles Best는 소의 췌장에서 인슐린을 뽑아내는 데 성공하여 특허를 등록하였다. 곧이어 이 기술의 상품화가 이루어지면서 당뇨병 환자에 대한 인슐린 치료가 널리 알려지게 되었다.

1900년대 초 미국의 의사 Elliott Proctor Joslin은 인슐린 치료가 모든 당뇨병 환자들에게 효과적인 것은 아니라는 사실을 밝혔다. 참고로 Joslin의 이름을 따서 지어진 연구기관이 하버드 의과대학 부속기관인 조슬린당뇨병센터 Joslin Diabetes Center 이다. 조슬린당뇨병센터는 당뇨병과 관련한 세계 최대 규모의 연구기관이자 교육기관이다.

1936년 영국의 의사 Harold Percival Himsworth는 인슐린 치료에 반응하는 당뇨병 환자와 반응하지 않는 환자에 대한 논문을 발표하였다. 이 논문에 기원하여 인슐린 치료에 반응하는 당뇨병을 1형으로, 반응하지 않는 당뇨병을 2형으로 구분하게 되었다.

요약해보면 소변의 단맛은 혈액 속의 당에서 비롯된 것이며, 단맛이 나는 소변을 보는 이유는 간 기능 이상에 있다는 연구와 인슐린 결핍에 있다는 연구가 발표되어 왔다. 인슐린 연구 덕분에 많은 당뇨병 환자들에게 인슐린 치료가 시행되었고 생명을 구할 수 있었다. 그러나 일부의 환자들에서만 인슐린 치료의 효과가 있었다는 것도 밝혀졌다.

혈당 측정을 통해
혈당 수치를 감시하는 이유

오늘날 사람들이 혈당 측정을 하는 일반적인 이유는 높은 혈당 수치를 우려하기 때문이다. 그렇다면 혈당이 높게 유지되면 안 되는 이유는 무엇일까? 결론부터 말하자면 우리의 생명 유지와 몸의 활동에 필요한 물질들이 손실될 수 있기 때문이다.

아래 내용은 미국의 생리학자 Arthur Clifton Guyton이 저술한 《의학 생리학》 서적을 참고로 하였다. 이 서적은 전 세계 의과대학에서 가장 많이 사용하는 생리학 교과서로 알려져 있다. 우리나라 의학계열 대학들에서도 전국 의학계열 교수진들이 번역한 번역서 혹은 원서를 교과서로 사용하고 있다.

혈당이 너무 높게 유지되면 안 된다. 혈당이 너무 높게 유지될 때 손실될 수 있는 첫 번째는 세포 속의 수분이다. 높은 혈당으로 인해 세포 외액 삼투압이 올라가서 세포의 탈수 현상이 생길 수 있다.

두 번째는 포도당의 손실이다. 온몸을 순환하고 신장으로 들어간 혈액은 사구체에서 여과 작용으로 걸러진다. 포도당은 이 과정에서 혈관으로 재흡수되어 소변으로 배출되지 않는다. 하지만 혈당이 너무 높으면 재흡수가 되지 않고 소변으로 빠져나갈 수 있다. 1775년 영국의 의사 Dobson은 소변으로 배출된 당이 혈액 속의 당이라는 연구를 발표하였다.

세 번째는 체액과 전해질의 손실이다. 소변으로 포도당이 배출되면 삼투성 이뇨가 나타나 더욱 소변을 많이 보기 때문이다.

여기서 중요한 내용은 포도당糖이 소변尿을 통해 배출된다는 점이다. 당뇨병糖尿病의 언어적 의미와 일치한다. 따라서 당뇨병 환자는 혈당 측정만큼이나 소변 검사를 하는 것이 중요하다. 소변으로 포도당의 손실이 나타나고 있는지 확인해봐야 한다. 최근의 연구들에 따르면 당뇨병 환자는 혈당 검사를 하지 않아도 소변 검사만을 통해 질병을 관리할 수 있다고 한다.

당뇨병 분야의 세계적인 학술지인 《DIABETES RESEARCH AND CLINICAL PRACTICE 2011》와 《DIABETIC Medicine 2015》에 게재된 연구들은 당뇨병 관리에 있어 혈당 자가 모니터링과 요당 자가 모니터링소변 검사의 효과를 비교하였다. 당화혈색소 HbA1c의 개선은 혈당 자가 모니터링과 요당 자가 모니터링 그룹에서 유사하게 나타났다. 한 연구에서는 요당 자가 모니터링 그룹의 당화혈색소 개선 효과가 더 높았으며 측정 빈도도 더 높았던 것으로 나타났다. 피를 뽑아 혈당을 측정하는 방법보다 소변 검사가 편리했을 것으로 해석된다.

당뇨병 환자들의 몸에 나타나는 불편 증상 역시 혈당 수치가 높은 것만이 원인이 아니라 소변을 통해 당이 빠져나가기 때문에 발생한다. 세포의 수분, 세포가 사용하는 에너지원인 포도당, 체액과 전해질이 소변으로 배출되는 것이 당뇨병의 문제가 된다. 당뇨병으로 인해 불편 증상을 겪고 있다면 혈당 측정만 할 것이 아니라 소변 검사를 더욱 권장해야 한다.

더하여 오랜 기간 높은 혈당이 유지되면 조직과 혈관에 손상을 일으킬 수 있다. 하지만 오랜 기간이 얼만큼의 시간을 말하는 것인지, 높은 혈당은 어느 정도의 수준을 말하는 것인지 정확히 연구된 바는 없다.

음식 소화가 아직 되지 않았는데
혈당이 오르는 이유

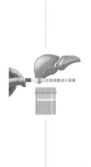

> **탄수화물은 소화되는 데에 2~3시간이 걸린다**
> **그런데 혈당이 가장 높은 때는 식후 30분~1시간이다**

우리가 음식으로 섭취한 탄수화물은 입, 위, 장을 거치며 소화와 흡수가 이루어진다. 여러 개의 당이 결합한 다당류인 탄수화물은 소화 과정에서 단당류인 포도당으로 분해된다. 포도당은 소장에서 흡수되어 모세혈관을 지나 간으로 이동한다. 이 과정은 2~3시간 정도 걸린다.

그런데 식후혈당이 가장 많이 상승하는 시간은 섭취 후 30분에서 1시간이다. 포도당으로의 분해와 모세혈관으로의 포도당 흡수가 아직 이루어질 때가 아닌데 높아진 혈당은 어디에서 온 것일까? 우리 몸의 조직에서 당을 저장하고 있다가 내보내는 것이 아닐까?

포도당을 저장하고 있다가 필요할 때 혈관으로 내보내는 장기가 바로 간肝이다. 음식 소화에서 얻은 포도당을 글루코스Glucose라고 한다. 글루코스가 간에 전달되면 여러 개의 글루코스가 결합하는 글리코겐Glycogen의 형태로 저장된다. 글리코겐은 우리 몸이 에너지를 필요로 할 때 다시 글루코스로 분해되어 혈관으로 이동한다.

간이 포도당을 글리코겐으로 합성하여 저장하면 혈당이 내려간다. 반대로 글리코겐을 포도당으로 분해하여 내보내면 혈당이 올라간다. 그래서 간을 가리켜 혈당을 세밀하게 조절하는 완충 작용을 하는 장기라고 부른다. 실제로 간 질환이 있는 환자의 경우 혈당 조절이 어렵다.

"당뇨병의 원인은 간 기능 이상에 있다"
– Claude Bernard. 1848년

프랑스의 실험생리학자 Claude Bernard는 간의 글리코겐 합성 · 저장 · 분해 기능을 연구하였고 당뇨병의 원인이 간 기능 이상에 있다고 발표하였다.

1900년대 초반 인슐린의 발견으로 인해 인슐린 치료가 시작되었듯이 Claude Bernard의 연구에서 비롯된 당뇨약이 있다. 바로 메트포르민Metformin 제제이다.

메트포르민 제제는 인슐린 작용 증진제로 분류된다. 대표적인 기전은 간의 글리코겐 분해를 억제하는 것이다. 간에 저장되어 있던 포도당이 혈액으로 분비되지 못하게 함으로써 혈당을 낮춘다.

메트포르민 제제는 현재 전 세계에서 가장 많이 처방되는 당뇨약이다. 미국당뇨병학회ADA, American Diabetes Association, 미국임상내분비학회AACE, American Association of Clinical Endocrinology, 미국내분비학회ACE, American College of Endocrinology에서는 2형 당뇨병 환자에게 이 제제를 가장 기본적으로 처방하라고 권고하고 있다. 이에 따라 대한당뇨병학회도 메트포르민 제제를 우선으로 처방할 것을 2017년부터 임상 진료 가이드라인으로 삼고 있다. 우리나라에서는 '다이아벡스정', '글루코파지정' 등의 제품명으로 처방되고 있다.

또한 메트포르민 제제는 혈당을 낮추는 물질을 개발하기 위한 연구들에서 효과를 비교 검증하기 위해 사용하는 대표적인 약이다. 개발된지 가장 오래된 이 약이 현재에도 가장 많이 사용되며 뒤에 개발된 인슐린 분비 촉진제들보다 더 우선하여 처방되고 있다는 사실은 당뇨병에 있어서 간의 중요도를 보여준다.

잘못이 없는 인슐린에 붙인 단어 '인슐린 저항성'

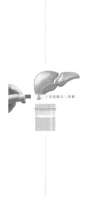

인슐린 치료에 반응하지 않았던 당뇨병 환자

1916년 인슐린 가설이 발표되고 곧이어 인슐린 치료가 시작되었다. 그러나 미국의 의사 Joslin과 영국의 의사 Himsworth는 인슐린 치료가 모든 당뇨병 환자에서 효과적인 것은 아니라는 연구를 각각 발표하였다. Himsworth의 연구는 1형 당뇨병과 2형 당뇨병을 구분하는 기원이 되었다.

췌장에서 분비되는 인슐린은 혈액 속의 포도당을 간, 근육, 지방에 넣어주는 역할을 함으로써 혈당을 낮춘다. 인슐린의 역할이 없다면 높은 혈당으로 인해 소변으로 포도당이 빠져나가고 전해질 균형이 깨지는 손실이 발생할 수 있다. 1형 당뇨병은 인슐린의 분비가 부족한 당뇨병을 말한다. 몸에서 만드는 인슐린이 선천적으로 부족하니 합성인슐린을 주사로 투여하여 혈당을 낮출 수 있도록 해야 한다. 2형 당뇨병 환자는 인슐린의 분비가 충분하다. Joslin과 Himsworth가 발견한 '인슐린 투여가 효과적이지 않았던 당뇨병 환자'들이 바로 2형이다.

그럼 2형 당뇨병 환자의 인슐린에는 어떤 문제가 있을까?

2형 당뇨병 환자의 인슐린에는 문제가 없다

현재까지 밝혀진 바에 따르면 우리 몸에서 만들어지고 분비되는 호르몬 중 혈당을 떨어뜨리는 것은 인슐린이 유일하다. 그런데 혈당이 높은 상황의 원인은 반드시 인슐린에 있는 것일까? 혈당이 높은 사람에게 인슐린 문제가 있다고 말하려면 무엇을 생각할 수 있을까?

첫째. 인슐린의 분비가 부족해서 혈당 수치를 떨어뜨리지 못하는 것이다.

이 경우가 1형 당뇨병이다. 부족한 인슐린의 양을 합성인슐린 투여로 보충해 줌으로써 혈당을 조절할 수 있다.

둘째. 인슐린이 정상적으로 분비되어 양은 충분한데 인슐린의 질에 문제가 있을 수 있다.

인슐린의 분비가 충분하니 1형 당뇨병이 아니라 2형 당뇨병에 해당한다. 환자의 몸에서 만들어지는 인슐린의 질에 문제가 있다면 합성인슐린을 투여함으로써 혈당이 조절되어야 한다. 그러나 2형 당뇨병 환자에게 합성인슐린 투여는 1형에서만큼 효과적이지 않다고 밝혀졌다.

2형 당뇨병은 인슐린의 분비에 문제가 없다. 인슐린의 질에 문제가 있다고 말할 수 있는 근거도 없다. 그래서 나타난 개념이 '인슐린 저항성', '인슐린 내성'이다. 환자의 몸에 인슐린이 정상적으로 기능하지 못하게 하는 다른 문제가 있다는 것이다. 이것은 인슐린의 문제가 아니다. 냉정하게 따져보면 2형 당뇨병 환자는 췌장 기능과 인슐린에 대해 걱정할 이유가 없다. 우리가 주목해야 할 것은 '혈당을 떨어뜨릴 수 있는 호르몬이 정상임에도 왜 혈당이 높은가?'이다. 2형 당뇨병 환자라면 췌장과 인슐린을 제외하고, 간을 비롯한 혈당 조절 대사 전체를 살펴보며 문제가 어디에 있는지를 찾아야 한다.

그런데 언젠가부터 1.5형 당뇨병이라는 단어가 나타났다. 2형 당뇨병 환자가 인슐린 분비 촉진 작용을 하는 약을 오랜 기간 복용하면 복용 이전보다 더 많은 인슐린을 분비하게 된다. 우리 몸의 호르몬 분비량은 정해져 있다. 약으로 호르몬 분비를 촉진하여 인슐린이 고갈되어 가면 분비 기능이 떨어진다. 2형을 진단받을 당시에는 정상이었던 인슐린 분비 기능이 시간이 지나면서 1형에 가깝게 떨어진다. 이를 1.5형 당뇨병이라고 표현하는 것이다. 꾸준한 인슐린 주사, 인슐린 펌프 사용으로 합성인슐린을 계속 투여하는 것도 같은 결과를 부를 수 있다. 체외에서 인슐린이 주입되므로 우리 몸의 인슐린 분비 기능이 약해지는 것이다.

⬡ 혈당 측정 기기를 더 정확하게 사용하는 방법

혈당이 높게 유지되면 소변으로 빠져나가서는 안 될 포도당이 소변에서 검출되는 문제가 생길 수 있다. 당뇨병의 중증도, 당뇨병 합병증의 위험을 확인하려면 소변 검사가 필수이다. 하지만 당뇨병 환자들의 대부분이 가정에서 소변 검사 스틱보다 혈당 측정 기기를 활용하고 있으므로 필요한 내용을 정리해보았다.

가정용 혈당 측정 기기의 결과는 10% 이상 오차가 있다는 것을 알아야 한다

손가락 끝의 말초혈관에서 채혈하는 것은 정맥채혈보다 검사 결과가 정확하지 않을 수 있다. 일반적으로 가정용 혈당 측정 기기 결과값의 오차는 ±10% 수준이다. 만약 혈당 수치가 110mg/dl이 나왔다면 실제 값은 99~121mg/dl 사이에 있다고 해석한다. 따라서 어느 날의 혈당이 100이었고 다음 날의 혈당이 120이라고 해서 몸이 좋지 않아졌다고 받아들이는 것은 정확하지 않다.

또한 가정용 혈당 측정 기기는 온도·습도의 영향을 많이 받는다. 기기와 검사 스틱 자체의 사용·유통기한도 정해져 있다. 이런 요인들을 생각하지 않고 무작정 사용할 경우 결과의 신뢰성이 더욱 떨어진다.

환자들은 매일 비슷한 시간대에 혈당을 측정하기 때문에 측정 조건이 일정하다고 생각한다. 하지만 혈당에 영향을 주는 조건들은 많고 혈당은 시시각각 움직인다. 혈당 측정 시각이 매일 같더라도 수면의 질과 양, 스트레스 상황, 복용 중인 약, 섭취한 음식, 활동량 등에 따라 혈당은 달라진다.

따라서 혈당 측정을 하면서 값의 변화가 눈에 띈다면 혈당 수치를 기록할 때 영향을 줄 수 있는 것들을 함께 기록해두어야 한다. 어떤 일이 있었을 때 혈당이 좀 더 높게 나오는지 어떤 상황에서 혈당이 좀 더 안정적인지 파악할 수 있는 좋은 자료가 될 것이다. 이를 토대로 자신의 생활 관리 방법을 돌아볼 수도 있을 것이다.

혈당 측정이 스트레스가 되는 것을 피해야 한다

당뇨병을 진단받았다고 해서 반드시 매일 혈당 측정을 해야 하는 것이 아니다. 심지어 어떤 환자들은 하루에도 서너 번 이상 혈당을 측정한다. 기대하는 수준으로 혈당이 나오면 안심하고 하루 혹은 몇 시간 뒤에 혈당이 높은 걸 발견하면 불안해한다. 스트레스는 혈당을 올리는 작용을 한다. 불안을 덜기 위해서 혈당을 자주 측정하는 행동이 혈당 관리를 오히려 어렵게 만드는 것이다.

급성합병증의 위험이 있거나 만성합병증으로 혈당 관찰의 필요성이 크다면 혈당을 매일 측정할 수도 있다. 하지만 잦은 혈당 측정은 당뇨병 관리에 큰 도움이 되지 않는다.

◉ 공복혈당, 식후혈당, 당화혈색소의 차이

혈당을 낮추는 데에 관심이 많은 당뇨병 환자라면 공복혈당, 식후혈당, 당화혈색소의 차이를 정확히 알아야 한다. 왜 그럴까?

검사하는 항목의 개념을 잘 알지 못하면 잘못된 생활 관리를 할 수 있기 때문이다. 한 예로 저혈당의 위험이 있다. 저혈당이 발생하면 심한 경우 짧은 시간에 생명을 잃을 수도 있다. 혈당을 표현하는 지표들을 정확하게 이해하지 못하고 낮은 혈당 수치에만 연연하는 것은 고혈당보다 위험한 몸의 문제를 만들 수 있다.

뇌와 망막이 쉬고 있는 상황을 살펴보는 공복혈당

앞에서 살펴보았듯 음식을 먹으면 소화흡수가 완료되기 전에 혈당이 오른다. 간에서 포도당을 생성해서 내보내기 때문에 음식을 먹지 않아도 혈당은 오를 수 있다. 간이 포도당을 내보내는 때는 언제일까? 우리 몸이 포도당이라는 에너지를 필요로 하는 때일 것이다. 특히 뇌와 망막(눈)은 우리 몸의 기관 중에서 포도당을 제일 많이 요구하는 곳이다. 뇌와 망막의 상피세포는 오직 포도당만을 에너지원으로 사용한다. 뇌와 눈이 활동을 쉰다면 혈당의 요구량은 줄어들 것이다. 뇌와 눈은 우리가 잠을 잘 때 휴식을 취한다.

공복혈당은 하루 중 혈당의 요구량이 가장 낮은 이 상황의 혈당 수치를 보는 것이다. 잠에서 깨어난 직후에서 활동을 시작하기 전에 측정해야 한다. 8시간 이상 음식을 섭취하지 않았지만 계속 깨어 있었고 활동하고 있었다면 혈당의 요구량이 낮은 상황의 기준을 적용하기 어렵다. 음식을 먹지 않았으니 공복이지만 공복혈당의 의미에는 적합하지 않다.

음식,
사람마다 다른 소화 대사를 고려해야 하는 식후혈당

식후혈당은 섭취한 음식의 소화흡수가 이루어진 후의 혈당 수치를 확인하는 것이다. 탄수화물은 섭취 후 대개 2~3시간이면 소화흡수가 완료된다고 알려져 있다. 그래서 식후혈당은 보편적으로 식후 2시간 혈당을 말하고 있다. 하지만 대개 2~3시간이 걸린다는 것이지 모든 사람의 소화흡수 시간이 같을 수는 없다. 쌀밥과 식빵의 소화흡수 시간이 같을까? 소화에 불편함이 없다는 사람과 만성소화불량을 호소하는 사람이 동일한 식단을 먹는다고 해서 같은 시간에 소화흡수가 되고 소화흡수의 결과가 같을까? 그래서 식후혈당의 측정 시간을 획일적으로 식후 2시간으로 삼는 것은 논리적이지 않다.

당뇨를 진료하는 한의원에서 환자의 식후혈당을 확인할 때는 이 점을 꼭 고려한다. 식후 2시간에 맞추지 않고, 측정할 때마다 먹은 음식의 종류와 경과 시간을 확인한다. 비슷한 식단을 유지하며 식후 일정한 시간에 측정한다면 식후혈당을 보며 환자의 소화 대사 기능을 가늠할 수 있다. 또는 음식과 시간이 달라진 것을 통해 혈당의 변화 원인을 찾을 수도 있을 것이다.

적혈구의 내부에는 산소를 운반해주는 단백질이 있다. 이 단백질은 빨간 색의 색소를 포함하고 있어서 혈색소라고 부른다. 혈색소 중에서 당화혈색소 수치를 이용해서 2~3개월의 평균 혈당을 살펴볼 수 있다.

어떻게 혈색소를 이용하여 혈액 중 포도당의 양을 파악할 수 있는 것일까? 이유는 혈당과 혈색소가 결합하기 때문이다. 이를 당화(糖化)라고 표현하기 때문에 당화혈색소라고 부른다. 혈색소(Hb, Hemoglobin) 중 A1c 유형이 당화를 하기 때문에 혈액 검사를 통해 HbA1c값을 확인한다. 혈색소를 담고 있는 적혈구의 평균 수명이 2~3개월이기 때문에 당화혈색소를 통해 2~3개월의 상황을 짐작하는 것이다.

· 당화혈색소와 평균 혈당의 관계 ·

당화혈색소(%)	6	7	8	9	10	11	12
평균 혈장 혈당(mg/dL)	135	170	205	240	275	310	345

현재는 당화혈색소 수치를 가지고 당뇨병을 진단하기도 한다. 그러나 예전부터 당화혈색소는 당뇨병 환자에서 혈당 관리 수준을 살펴보기 위해 사용된 지표였다. 하지만 당화혈색소 수치가 곧 혈당의 평균이라고만 생각해선 안 된다.

우선 혈액 중 모든 포도당이 혈색소와 결합하지는 않기 때문이다. 당화혈색소 수치로 가늠하는 혈당 수준이 실제 혈당 수준과 다를 수 있다. 또한 당화혈색소 수치는 혈당의 급격한 변화(증가, 감소)를 반영하지 않는다. 마지막으로 당화혈색소 수치는 혈당뿐 아니라 혈색소의 변화에도 영향을 받는다. 적혈구에 손상이 있거나 출혈이 있는 경우 또는 특정 질환에 따라 수치가 더 높거나 낮게 나온다. 이 점을 모르고 당화혈색소 수치만 보고 혈당 관리 수준을 파악한다면 혈당을 낮추기 위해 몸에 맞지 않는 무리한 생활 관리를 시도하게 될 수 있다.

따라서 공복혈당, 식후혈당, 당화혈색소를 확인할 때는 바르지 않은 기준으로 평가하거나 절대적인 평가 지표로 삼는 것을 조심해야 한다. 당뇨병 환자라면 소변으로 포도당 손실이 없는지 소변 검사를 병행하며 각각의 지표를 관리해야 할 것이다.

2장

"아직 당뇨병은 아니네요"

당뇨병 전단계
(공복혈당장애, 내당능장애)

당뇨병 전단계는
어떤 약을 먹어야 할까?

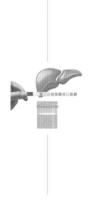

우리나라의
당뇨병 전단계 인구 현황과 정의

대한당뇨병학회가 발간하는 당뇨병 팩트 시트에 따르면 2019~2020년 기준 우리나라의 30세 이상 성인 중 44.3%가 당뇨병 전단계에 해당한다고 한다. 인구수로는 약 1,497만 명에 이른다. 이 통계는 국민건강영양조사와 국민건강보험공단의 자료를 토대로 한다. 쉽게 말해 국가건강검진을 비롯해 전국의 병원에서 이루어진 혈액 검사 데이터를 바탕으로 하는 대규모 조사이다.

검사대상자가 8시간 이상 금식 후 병원에 방문해서 측정한 혈당을 공복혈당으로 표현하고 이 값이 100~125mg/dl에 해당하거나 당화혈색소가 5.7~6.4%인 경우를 공복혈당장애 당뇨병 전단계 라고 보고 있다.

당뇨병 전단계는 당뇨병으로 진행할 수 있는 고위험군을 말한다. 수치로는 정상 혈당으로 평가하는 범위와 당뇨병으로 진단하는 기준의 사이를 보고 있다. 보편적으로는 공복혈당장애를 말하며, 공복혈당과 식후혈당을 구분하여 공복혈당장애, 내당능장애라는 표현을 쓰기도 한다.

· 정상, 당뇨병 전단계, 당뇨병을 평가하는 혈당과 당화혈색소의 범위 ·

	정상	당뇨병 전단계	당뇨병
공복혈당(mg/dl)	100 미만	공복혈당장애 100~125	126 이상
식후혈당(mg/dl)	100 미만	내당능장애 140~199	200 이상
당화혈색소(%)	5.6 이하	5.7~6.4	6.5 이상

당뇨병 전단계와 관련한 상황은 앞으로 우려가 많다. 당뇨병 전단계 인구수가 빠르게 증가하고 있고 젊은 연령층이 많으며 공복혈당의 관리가 어렵기 때문이다.

2010년 기준에서는 공복혈당장애 인구수가 620만 명이었다. 가장 최근 통계에서는 1,497만 명이니 약 10년 동안 두 배 이상으로 증가했다.

2018년 기준 우리나라 30세 이상 당뇨병 환자수를 연령대로 구분하면 30대와 40대가 전체의 20%를 차지하고 있다. 그런데 공복혈당장애 인구수에서는 해당 연령대가 37.9%를 차지하고 있다. 스마트워치와 같은 개인용 웨어러블Wearable 전자기기에 무채혈 혈당 측정 기능이 상용되면 공복혈당장애의 발견이 더욱 쉬워질 것이다. 젊은 연령에서 혈당 관리가 되지 않으면 심혈관 질환과 사망의 위험률이 높아진다는 연구 결과가 있는 만큼 당뇨병 전단계 관리가 건강 관리의 화두가 될 것으로 예상된다.

그러나 공복혈당의 관리는 쉽지 않다. 당뇨병 환자들에서도 식후혈당 관리는 잘 되지만 공복혈당만 높은 경우가 많다. 꾸준히 식이 관리와 운동을 하는데도 공복혈당이 올라가는 일도 있다.

그래서 2장은 당뇨병 전단계에 해당하거나 혈당 상승을 걱정하는 사람들에게 필요한 내용을 설명하였다. 이미 당뇨병을 진단받은 사람도 2장의 내용이 당뇨병 치료를 이해하는 데 도움이 될 것이므로 천천히 읽어보길 바란다.

어제의 당뇨병 전단계가 오늘의 당뇨병이 될 수 있다

당뇨병 전단계에서 혈당 상승이 지속되어 수치가 더욱 올라가면 당뇨병을 진단받을 수 있다. 그러나 혈당 수준이 더 높아지지 않은 상태여도 어느 날에는 당뇨병을 진단받을 수 있다. 당뇨병 전단계, 당뇨병 진단은 주로 공복혈당과 당화혈색소 수치를 기준으로 이루어지고 있는데 이 기준은 변화해왔고 앞으로도 변화할 수 있기 때문이다.

1996년 이전에 당뇨병을 진단하는 공복혈당 기준은 140mg/dl이었다. 현재처럼 126mg/dl에서 진단하게 된 이유는 1998년에 미국당뇨병협회가 기준을 낮췄기 때문이다. 이 기준은 미국 사람들의 역학조사를 토대로 한다. 우리나라 국민들을 대상으로 한 공복혈당 역학조사가 없기 때문에 미국의 기준을 따르고 있다. 참고로 우리나라 국민약 6천 명의 경구포도당부하 2시간 후 혈당 데이터를 분석한 역학조사2007년가 있긴 하다. 이 조사에서는 경구포도당부하 2시간 후 혈당 200mg/dl에 해당하는 공복혈당을 110mg/dl으로 보고하였다. 그러나 우리나라는 미국과 동일하게 당뇨병의 공복혈당 기준을 126mg/dl 이상으로 삼고 있다.

당화혈색소는 1988년부터 2009년까지는 당뇨병 환자의 혈당 관리를 관찰하는 기준으로 사용되었다. 2010년 미국당뇨병학회가 당화혈색소를 당뇨병 진단 기준으로 권고하면서 현재와 같은 기준이 만들어졌다. 미국의 이 기준을 따른 우리나라에서는 당화혈색소의 정상범위를 5.6% 이하로 표시하고 있지만 4~6%를 정상범위로 보는 연구들도 많다.

당뇨병 전단계라면 알아야 할 것

앞에서 보았듯이 당뇨병 전단계의 기준이 되는 숫자는 변할 수 있다. 어느 날 공복혈당이 120mg/dl이 나왔다고 해서 앞으로 126mg/dl 보다 높아질까 봐 걱정하는 것이 중요한 일이 아니다. 당뇨병 전단계와 당뇨병을 걱정하는 사람들에게 중요한 것은 따로 있다.

바로 혈당 상승이 나타나고 있는 자신의 몸에 관심을 갖는 것이다. 왜 자신의 몸이 이전보다 높은 혈당 범위에서 활동하려고 하는지 이유를 찾으려고 해야 한다. 혈당 상승의 근본적인 원인을 알고 관리한다면 100, 120, 126과 같은 수치들에 연연하는 것이 건강 유지에 큰 의미가 없다는 것을 알게 될 것이다.

당뇨병 전단계에는 혈당을 떨어뜨리기 위한 당뇨약과 인슐린 제제를 처방하지 않는다. 혈당 수치가 약간 상승한 사람이 당뇨병을 예방하기 위해서 혈당을 인위적으로 떨어뜨리는 약물을 사용하는 것은 부작용의 우려가 크다. 당뇨병 환자에 버금가는, 혈당을 낮추려는 무리한 식단과 운동 관리도 지양해야 한다. 그럼 당뇨병 전단계에서 당뇨병의 진행을 막으려면 어떻게 해야 할까?

당뇨병 전단계에서
정상 혈당 범위로 내려오는 방법

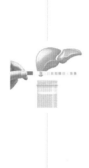

멀지 않은 미래에 애플워치, 갤럭시워치 등으로 대표되는 스마트 웨어러블Smart Wearable 기기들이 무채혈 혈당 기능을 탑재할 것이라고 한다. 2019~2020년 기준 우리나라 30세 이상 성인에서 당뇨병 또는 당뇨병 전단계에 해당하는 인구가 5명 중 3명임을 고려하면 이 기능에 대한 수요가 굉장히 높을 것이라고 예상할 수 있다.

혈당을 매일같이 언제든지, 채혈의 불편 없이 몇 번이든 반복하여 측정할 수 있게 되면 당뇨병의 위험을 줄일 수 있을까? 지금보다 당뇨병의 개선이 보다 쉽게 이루어질까? 아직 미래는 오지 않았지만 그럴 것이라고 예상하긴 어렵다. 당화혈색소의 측정 기술이 발달한 덕분에 당화혈색소를 당뇨병의 진단 기준으로 사용하게 되었지만 당뇨병 관련 인구는 급증하고 있으니 말이다.

혈당을 관찰하는 기술을 의미 있게 사용하려면 우리 몸의 당 대사에 대해 바로 아는 것이 우선이다.

혈액 속에 포도당은 왜 존재할까?

전 세계의 사람들은 쌀이나 밀을 주식으로 하고 있다. 쌀과 밀은 탄수화물이다. 탄수화물은 포도당과 같은 당류의 결합체이다. 우리 몸의 소화기관은 섭취한 탄수화물을 분해하여 포도당으로 만든다. 포도당을 얻기 위해 탄수화물을 주식으로 섭취하고 있다고 말할 수 있다.

탄수화물은 소장에서 포도당으로 분해가 완료되고, 포도당은 소장 점막으로 흡수되어 혈관들을 통해 간으로 이동한다. 포도당을 간으로 넣어주는 역할을 하는 호르몬이 인슐린이다. 우리 몸이 포도당을 저장하는 이유는 무엇일까? 우리 몸의 세포들이 생명을 유지하기 위해, 활동을 하기 위해 사용하는 에너지를 포도당에서 얻기 때문이다.

간은 포도당을 저장하고, 포도당을 혈액으로 분비한다. 만약 탄수화물의 공급이 부실하다면 간은 우리 몸에 저장된 단백질과 지방을 이용하여 포도당을 만들어낸다. 단백질과 지방으로 포도당을 만드는 것은 늘 있는 일이 아니다. 예를 들어 지방으로 포도당을 만들어내는 것으로 인해 케톤산증이 생길 수 있다. 케톤산증은 생명이 위험할 수 있는 응급상황이다. 따라서 건강을 위해서는 탄수화물을 통해 포도당을 얻어야 하니 모든 사람들은 매일 탄수화물을 충분하게 섭취해야 한다.

혈액은 우리 몸 전체를 순환하며 각 조직들에 산소와 영양분을 전달한다. 간에서 혈액으로 분비된 포도당은 혈액의 흐름을 따라 이동하며 각 조직에 공급된다. 특히 뇌와 망막, 생식기의 상피세포는 오직 혈액 속의 포도당, 곧 혈당만을 에너지원으로 사용한다.

온몸을 순환한 혈액은 신장으로 들어간다. 신장의 사구체는 혈액에서 영양분과 노폐물을 구분하고 노폐물이 소변을 통해 몸 밖으로 나갈 수 있도록 한다. 이 여과과정에서 포도당은 혈액으로 재흡수되는 영양분이다.

요약해보면 뇌, 망막과 같은 우리 몸의 각 조직 기관들은 포도당을 사용해야 제 기능을 할 수 있다. 포도당이 조직으로 공급되는 형태가 혈당이다. 그리고 우리 몸에 혈당을 공급하는 방법은 양질의 탄수화물을 섭취하는 것이다.

혈당 수치는 시시각각 변화할 수 있는 값이며 우리 몸은 혈당 범위를 일정하게 유지하려고 한다. 간은 포도당의 저장과 분비를 하는 장기로써 혈당의 변화폭이 크지 않도록 완충 역할을 담당한다. 혈당 수치가 낮은 것을 저혈당이라고 표현한다. 저혈당증은 심한 경우 경련, 발작, 의식 소실을 일으킬 수 있다. 그리고 일정 기준 이상의 고혈당 상태를 당뇨병으로 진단하고 있다. 1형이든 2형이든 유형을 불문하고 당뇨병 환자의 몸의 조직들은 혈당 수준이 높음에도 포도당을 제대로 사용하지 못한다고 연구를 통해 밝혀져 있다. 즉 당뇨병 환자의 몸은 당 대사 기능의 변화가 있는 것이다.

우리의 몸이 더 많은 혈당을 요구하게 된 이유는 무엇일까?

혈당은 우리의 생명과 활동을 유지하기 위해 존재한다. 5분 동안 걷는 활동과 10분 동안 달리는 활동 중 어느 경우가 더 많은 혈당을 사용할까? 당연히 후자일 것이다. 저녁 6시에 업무를 종료하는 사람과 1주에 3일 이상 야근을 하는 사람 중 누가 더 많은 혈당이 필요할까? 역시 후자일 것이다. 우리 몸에서 혈당을 가장 많이 사용하는 기관은 뇌이다. 뇌와 망막은 오직 혈당만을 에너지원으로 사용한다. 오랜 시간 뇌와 눈을 사용해야 한다면 우리 몸은 필요한 만큼 혈당 수준을 유지하고 있어야 할 것이다.

지속적인 스트레스 상황, 심한 스트레스 상황, 수면장애가 있다면 뇌는 계속 무리한 활동을 하게 된다. 많은 혈당을 사용하며 꾸준히 혈당을 공급해줘야 할 것이다. 즉 혈당이 상승하는 이유는 우리 몸에서 포도당을 사용하기 위해 혈당의 요구량이 늘어나기 때문이다.

물론 우리 몸은 특히 간은 혈당 범위를 일정하게 유지하려고 한다.

예를 들어 건강한 사람이 설탕이 많이 든 케이크를 먹는다고 해서 혈당 수치가 조절되지 않는 일은 바로 발생하지 않는다. 하지만 반복되는 뇌의 과로로 혈당의 요구가 높고, 인공첨가물을 많이 사용하는 음식을 자주 섭취하여 양질의 탄수화물 공급이 불량해지고, 간에 손상을 준다면 당 대사 기능이 정상적인 상태를 잃게 된다. 앞서 말했듯 고혈당의 상태에서도 몸의 조직이 포도당을 정상적으로 사용하지 못하는 상황으로 발전할 수 있는 것이다.

그래서 혈당을 낮추는 일은 어렵다?!

일정한 범위보다 상승한 혈당 수준을 낮추려면 우리 몸의 당 대사에 생긴 문제를 바로잡아야 한다. 그런데 우리에게 익숙한 혈당 관리 방법들은 어떻게 문제를 바로잡을 수 있을까?

우리에게 익숙한 혈당 관리 방법의 대표적인 예들은 탄수화물 섭취 제한, 운동, 경구혈당강하제당뇨약이다. 탄수화물 섭취를 제한하면 어떤 일이 발생할까? 음식에서 포도당을 얻지 못하면 우리 몸은 응급상황으로 인식하고 몸의 단백질과 지방을 이용해 포도당을 얻는다. 혈당이 상승하게 된 원인을 해결하는 것이 아니니 탄수화물 섭취를 줄여서 혈당 수치가 낮아지더라도 장기적으로는 혈당 수치가 다시 상승하는 일이 발생한다. 운동은 몸에 활력을 주고 건강을 증진시킬 수 있으며 혈당을 소모하는 일이다. 식사 후 운동을 하지 않은 경우보다 운동을 했을 때 혈당 감소가 나타난다. 하지만 당 대사 기능에 문제가 있으면 혈당이 높은 상태에서도 혈당을 제대로 사용하지 못한다. 또한 무리한 운동을 할 경우 저혈당증이 발생할 수 있다. 대부분의 2형 당뇨병 환자들은 당뇨약을 복용하고 있다. 그런데 당뇨약들의 다양한 기전은 당 대사 기능을 치료하지 않는다. 간에서 당 생성을 못 하게 하여 혈당의 상승을 막거나 인슐린의 분비량을 늘려서 혈당을 간과 지방세포 등에 넣어줌으로써 혈당을 떨어뜨리는 것이다. 당 대사 기능을 회복시키는 것이 아니라 인위적으로 당 대사에 관여하여 혈당을 낮추는 약들이다.

즉 우리가 잘 알고 있는 혈당 관리 방법들은 당 대사 기능의 문제에 본질적으로 접근하지 못하고 있다.

당뇨병 전단계는 당뇨병보다 당 대사 기능의 문제가 심각하지 않은 상태이다. 혈당 상승의 수준이 당뇨병보다 높지 않고 소변으로의 포도당 배출도 없다. 당뇨병 초기 상태로 소변 검사에서 요당이 검출되지 않는 경우도 마찬가지이다.

당뇨병 전단계와 요당 검출이 없는 초기 당뇨병 환자라면 혈당의 요구량이 상승하게 된 문제를 서둘러 바로잡아야 한다. 당 대사에 생긴 문제를 치료하면 평생 당뇨약을 먹어야 한다는 걱정과 당뇨병 합병증에 대한 두려움과 멀어질 수 있다. 당뇨병, 고혈압, 이상지질혈증 등 여러 질환이 동반되는 대사증후군의 위험도 낮출 수 있다.

우리 몸의 당 대사를 바로잡고 혈당 변화를 안정시키려면 생활에서 다음과 같은 노력이 필요하다.

첫 번째는 혈당을 많이 사용하는 뇌와 눈이 쉴 수 있도록 하는 것이다.

이 기관들의 활동이 많을수록 혈당의 요구량이 높아진다. 뇌와 눈이 쉴 수 있는 최고의 휴식은 수면이다. 밤 11시 이전에 잠을 자는 것이 중요하다. 만약 잠이 오지 않는다면 눈이라도 감고 있는 것이 좋다. 아침에 예정된 시간보다 일찍 깨더라도 누워서 계속 눈을 감고 있는다면 몸은 휴식 상태를 유지할 수 있다.

두 번째는 혈당 조절을 담당하는 간을 편안하게 해주는 것이다.

간은 음식을 소화시켜 흡수한 영양분을 저장하고, 해독 기능을 하며, 대사에 필요한 에너지를 만들고 혈당 조절을 담당하는 기관이다. 첫 번째와 마찬가지로 간에게 필요한 휴식도 수면 시간에 이루어진다. 그리고 술, 가공식품, 약물 등 간을 피로하게 만드는 물질들을 피해야 한다. 현대사회에서 이 물질들을 완전히 피하기는 어렵다. 최소화하도록 노력이 필요하다. 예를 들어 빵을 고른다면 첨가물이 적게 들어간 것을 먹도록 한다. 화학조미료, 인공감미료 등 음식의 맛과 식감을 높이기 위한 인공첨가물을 넣은 음식은 우리 몸이 소화하고 흡수하는 데에 어려움을 만든다.

세 번째는 한식 식사를 통해 우리 몸에 필요한 혈당을 잘 공급해주는 것이다.

혈당은 뇌와 망막뿐 아니라 우리의 생명 유지와 모든 세포들의 활동에 필수적인 에너지원이다. 가공식품 섭취와 군것질은 줄이고 쌀밥을 포함한 한식 식사를 매일 충분히 하도록 한다. 한식 식사를 통해 탄수화물을 비롯한 영양소를 골고루 공급해주어야 한다. 건강한 한식 식사는 스트레스 관리와 면역력 증진에도 꼭 필요한 일이다.

스트레스는 혈당 수치를 올리는 원인이 된다. 오늘날 당뇨병 전단계, 당뇨병 환자들이 급증하는 데에는 스트레스의 탓이 크다. 하지만 스트레스를 받지 않는 사람은 많지 않다. 없다고 해도 무방하다. 스트레스를 근원적으로 없앨 수 없으니 우리가 해야 할 것은 스트레스를 받아서 발생한 몸의 손상을 관리하는 것이다.

하루 일과에서 받은 스트레스를 해소하기 위해 저녁과 밤 시간에 자신을 위한 시간을 갖는다고 하는 사람들이 많다. 하루 중 가장 푸짐한 식사를 저녁에 하고 술을 마시곤 한다. 집에서도 컴퓨터 게임을 하거나 휴대폰을 보다가 늦게 잔다. 심리적으로는 스트레스가 풀리는 것 같아도 몸은 늦은 시간까지 휴식을 취할 수가 없게 된다. 이 사람들에게 당뇨병 예방을 위해 좀 더 일찍 자고 한식 식사를 잘 챙기라고 하면 반응이 미지근한 경우가 많다. 스스로 몸의 회복을 도울 수 있는 행동은 하지 않고 혈당을 낮추기 위해 탄수화물 섭취를 줄이고 무리해서 운동을 하려고 한다. 하지만 당뇨병을 예방하고자 한다면 이 책을 통해 반드시 이해할 수 있어야 한다. 현재의 문제를 만들게 된 근본 원인을 바로잡을 수 있는 생활 관리를 해야 당 대사 기능이 회복되고 혈당 범위도 안정될 수 있다.

20대라면 읽어보아야 할
혈당 건강 이야기

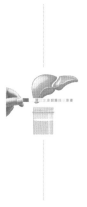

　20~30대 사용자가 많은 인터넷 커뮤니티들의 인기글 목록에 당뇨병을 주제로 한 글이 많아지고 있다. 젊은 연령층들이 당뇨병에 갖는 관심이 높아졌다는 것을 간접적으로 보여주는 현상이다. 해당 글의 댓글들에서도 당뇨병을 걱정하는 이야기들이 많다. 당뇨병 가족력이 있어서 걱정이 된다는 사람, 글에서 설명하는 당뇨병 전조 증상이 자신의 증상과 일치한다는 사람, 평소 단 음식을 자주 먹어서 혈당이 신경 쓰인다는 사람, 운동을 잘 안 하고 살이 계속 찌니 비만으로 인해 당뇨병이 올 것 같다는 사람 등 다양한 고민들을 글과 댓글에서 읽을 수 있다.

　그런데 이런 고민들 때문에 20대들이 적극적으로 병원에 가서 당뇨병 검사를 받는 것은 아니다. 오늘날 우리들은 몸이 불편하면 자신의 증상이 어떤 병에 해당하는지 찾아보는 것에 익숙하다. 병원에 직접 가지 않더라도 증상과 일치하는 병이 어떤 것들이 있는지 알고 싶어

한다. 인터넷이나 책 등을 통해 스스로 병에 대한 정보를 습득하고 생활 관리를 하려고 하는 경우가 많다. 또한 당뇨병은 나이가 듦에 따라 대사 기능이 떨어져서 발생하는 노인성 질환으로 분류하기도 하니 20대들이 적극적으로 당뇨병을 검사해보지는 않는다. 하지만 20대에서 당뇨병을 진단받는 사람들이 늘고 있는 것은 현재의 사실이다.

당뇨병을 걱정하거나 사회적 이슈인 당뇨병에 대해 알고 싶은 20대라면 이 책의 내용들이 도움이 될 것이다. 천천히 이해해보면서 읽어보기를 권장한다.

당뇨병은 잘못된 생활 습관이 누적되고 몸의 당 대사에 문제가 생겨서 발생한다. 이 점을 기억하고 다음 두 가지 질문의 답을 생각해보자.

질문 1. 잘못된 생활 습관이 누적된 시간은 20대와 60대 중 누구에게 많을까?
질문 2. 노화가 진행되면 대사 기능이 떨어진다. 20대와 40대 중 대사 기능의 저하는 누구에게 더 많을까?

답하기가 쉬웠을 것이다. 답은 각각 60대와 40대이다. 그런데 20대에 당뇨병이 발생했다면 어떻게 생각할 수 있을까? 잘못된 생활 습관이 누적된 시간에 비해 정도가 심했을 것이다. 몸의 대사 기능 상태가 20대의 일반적인 건강한 수준과 달랐을 것이다.

당뇨병 치료는 잘못된 생활 습관을 개선하고 문제가 있는 당 대사 기능을 회복함으로써 가능하다. 20대의 당뇨병 치료도 마찬가지이다. 20대는 잘못된 생활 습관이 누적된 시간이 비교적 짧으므로 습관의 교정이 유리하다. 20대이기 때문의 몸의 기본적인 회복력과 면역력이 있어서 습관 교정을 노력한다면 개선 효과도 좋다. 몸의 대사를 회복하는 데에도 고령에 비해 짧은 시간이 걸릴 수 있다.

　생활 습관을 개선하려면 어떤 생활 습관이 혈당을 올리는 것인지 알아야 한다. 원인을 찾기 위해 혈당 대사에 대해 알아보자.

　지금 이 글은 눈으로 읽고 있을 것이다. 문장을 이해하기 위해 두뇌도 사용하고 있을 것이다. 현재의 상황이 바로 혈당을 이용하고 있는 상태이다. 시각 정보를 받아들이는 눈의 망막과 사고 활동을 담당하는 뇌의 상피세포는 단백질, 지방이 아닌 포도당만을 에너지원으로 사용한다. 혈당은 우리가 몸을 움직이고 생명을 유지하는 데에도 필수인 에너지원이다.

　우리가 더 많은 에너지를 필요로 하면 혈당 수치가 올라간다. 혈액을 통해 더 많은 포도당이 각 세포들에 공급되어야 하기 때문이다. 따라서 과로, 스트레스, 수면장애, 질병 상태, 밤늦도록 잠을 안 자는 습관에서 우리는 더 많은 에너지를 필요로 하게 되고 혈당이 오르게 된다.

　우리가 포도당을 얻는 방법은 음식을 섭취하는 것이다. 어떤 음식을 먹느냐에 따라 몸의 반응은 달라진다. 예를 들어 목이 마른 상황에서 생수를 마시는 것과 주스나 탄산음료를 마시는 것은 다른 결과가 생긴다. 똑같은 액체이고 주스와 탄산음료에도 물은 포함되어 있다. 하지만 생수가 아닌 것을 마시면 갈증이 제대로 해소되지 않는다. 감미료 때문에 도리어 입이 텁텁하고 달아지기도 한다. 어떤 음식을 먹느냐에 따라 몸에서 얻는 에너지의 차이가 생긴다. 소화가 잘 되는 음식에 비해 소화가 잘 되지 않는 음식이 있고, 화학성분이 많이 든 음식은 간에 부담을 준다.

에너지를 필요로 하는 상황에서 양질의 음식을 통한 영양 공급이 잘 되지 않으면 혈당은 계속 상승하는 방향으로 가게 된다. 밤 12시를 넘겨서 잠을 자는 습관에 식습관까지 불량하다면 20대여도 당뇨병 주의가 필요할 수밖에 없다.

혈당 조절을 하는 몸의 기능에 대해서도 알아보자. 당뇨병 하면 인슐린을 떠올릴 것이다. 그러나 혈당 조절은 인슐린 혼자 하는 것이 아니다.

10대 학창 시절 친구들과 무리를 지어 다녀본 경험이 있는가? 성인이 된 현재도 여러 사람들과 공동체 생활을 하는 것은 없는가? 여러 명의 사람들 사이에서 의견 충돌이 발생하는 깃은 이상한 일이 아니다. 집단 속에서 의견 충돌이 발생하면 중재자가 나타나기 마련이다. 특히 서로 의견 차이가 확연하다면 중재자의 역할이 중요하다. 혈당 수치는 상승과 하강이 발생한다. 건강한 사람의 혈당 수치는 같은 숫자를 유지하는 것이 아니라 일정한 범위 안에서 상승과 하강을 한다. 이렇게 대립되는 상황을 조절하고 변화의 차이가 크게 생기지 않도록 완화하는 것을 완충이라고 표현한다. 우리 몸에서 혈당의 완충 역할은 인슐린이 아니라 간이 담당하고 있다.

인슐린은 혈액 속의 포도당을 간, 지방, 근육세포로 넣어서 저장시키는 역할을 한다. 혈당을 낮추는 데에만 작용한다. 반면 간은 포도당을 저장해서 혈당 수치를 낮추고, 저장했던 포도당을 혈액으로 내보내서 혈당 수치를 올린다. 인슐린 분비가 정상이어도 간의 포도당 대사에 문제가 생기면 혈당 조절은 원활하게 되지 않는다.

20대의 혈당 건강을 지키기 위해 꼭 필요한 생활 습관은 크게 두 가지이다.

첫째는 올바른 수면 습관이다. 잠이 드는 시간대를 교정하는 것이 우선이다. 밤 11시를 넘기지 않고 잠을 자도록 해야 한다. 다음으로는 충분히 자는 것이 필요하다. 성인의 경우 7~8시간의 수면이 필요하다고 알려져 있다.

둘째는 식사를 하고 건강기능식품을 줄이는 것이다. 간은 입을 통해 섭취한 모든 것들을 소화시키고 해독하는 데에 관여한다. 간이 받아들이기 쉬운 것이 우리가 수천 년 동안 먹어온 자연의 음식일까? 공장에서 생산할 수밖에 없는 제품 형태의 건강기능식품일까? 자연의 음식이 답이라고 생각한다면 건강기능식품은 두 가지 이하로 줄이고 한식 식사를 잘하길 바란다.

이 두 가지 습관은 혈당 관리에만 도움을 주는 것이 아니다. 어떤 질환이라도, 심지어 질환이 아닌 평소의 가벼운 불편 증상이 있더라도 필요한 생활 습관이다. 성인이 되고 나이가 점차 들어가며 이전보다 불쾌한 컨디션을 호소하는 사람들이 많다. 삶을 불편하게 하는 몸의 증상이 아니라 기분의 변화가 있더라도 이렇게 원인을 찾아 해결하고 생활 습관을 바로잡는 것이 필요하다.

30대에게 필요한 당뇨병 예방법

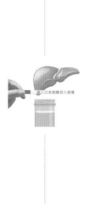

2005년에 큰 인기를 끌었던 드라마 〈내 이름은 김삼순〉의 주인공 김삼순은 30세의 여성이다. 극 중에서 김삼순은 나이가 30세임에도 결혼을 못 했다고 곳곳에서 노처녀로 구박받는다. 10여 년이 지난 지금 우리나라 평균 초혼 연령은 남성 36세, 여성 33세 정도이다. 결혼뿐 아니라 사회 진출, 자녀 출산 등 개인 및 가족 생애 주기가 과거와 달라지고 있다.

그런데 당뇨병, 고혈압, 이상지질혈증 등의 대사 질환들이 30대에서 늘고 있다. 30대는 노화에 의해 대사 기능이 저하되는 연령대가 아님에도 말이다.

30대에 혈당 상승과 당뇨병이 발생하면 다음과 같은 문제점들이 있다.

가장 활발하게 일을 해야 하는 시기에 소모성 질병을 겪는 것은 개인에게 손실을 가져온다. 우리나라의 30대는 경제활동을 시작하여 각자의 삶을 독립적으로 꾸려나가는 연령대이다. 일생에서 가장 많은 업무량을 해내는 시기이기도 하다. 그런데 30대에 당뇨병이라는 소모성 질병을 얻게 되면 병에 대한 심리적 스트레스를 겪을 뿐 아니라 신체 능력과 업무 능력에도 손실이 생기게 된다.

알려져 있는 혈당을 낮추기 위한 생활 방법을 실천하지 못해서 스트레스를 받게 된다. 알려져 있는 혈당 관리 방법들은 음식과 운동요법에 집중되어 있다. 그러나 바쁜 일상에서 탄수화물을 피하면서 식사를 챙기거나 퇴근 후 운동을 할 체력과 여유가 없는 30대들이 많다. 그래서 생활 관리를 하기보다 당뇨약에 의존하여 관리하는 경우가 많아지게 된다.

앞으로 살아갈 시간이 많기 때문에 30대의 당뇨병은 큰 위험이 된다. 우리나라는 2000년에 고령화사회에 진입했으며, 2017년에는 고령사회에 진입했다. 총 인구에서 65세 이상 인구가 차지하는 비율이 20% 이상일 때를 말하는 초고령사회 진입은 2026년으로 예상되고 있다. 출산율이 낮은 것도 원인이겠지만 평균 수명이 늘고 있는 것이다. 매일 당뇨약을 복용해도 당뇨병 합병증을 완전히 예방할 수는 없다는 것이 사실이다. 당뇨병 기간이 오래될수록 당뇨약의 종류와 용량이 늘어나는 것이 일반적이다. 30대에 당뇨약 복용을 시작하면 약 50여 년의 시간을 매일 당뇨약을 복용하고 당뇨병 합병증을 두려워하며 보내게 된다.

혈당 수치를 안정시키고 당 대사를 회복하여 당뇨병을 예방하는 생활 습관은 앞서 20대에게 설명했던 내용과 같다. 건강 상태를 염려하는 30대라면 좀 더 적극적으로 실천해야 한다.

밤 11시에 잠이 오지 않아도 눈을 감고 누워 있도록 한다. 야간에 근무를 하는 것이 아닌데 늦게 자는 사람들은 대부분 텔레비전이나 휴대폰을 보고 있다. 눈을 뜨고 빛이 나오는 화면을 보고 있으면 오던 잠도 사라지게 된다. 눈과 뇌의 휴식, 간의 휴식, 그리고 몸이 회복하는 데에 가장 중요한 수면 시간대는 밤 10시부터 새벽 2시라는 것을 잊지 말기 바란다.

영양 섭취는 영양소가 골고루 있는 한식 식사를 통해서 하도록 한다. 혈당을 낮추고 체중 조절을 하겠다고 탄수화물을 제한하거나 단백질 위주로 섭취하는 것은 건강에 해가 된다. 직장인들은 저녁 식사 약속이 많을 것이다. 그래도 고기 위주의 식사, 밀가루 음식은 가급적 점심에 먹도록 한다. 건강 관리를 하고자 한다면 저녁 식사만큼은 소화에 부담이 없는 한식 식사가 좋고, 소화 기능이 원활한 점심 시간대에 좀 더 자유롭게 음식을 선택하는 것이 좋다.

젊을 때 고생을 하면 골병이 든다는 말이 있다. 골병이란 겉으로 드러나지 않고 속으로 깊이 든 병을 말한다. 왜 겉으로는 드러나지 않는 병이 들었을까? 몸의 손상을 입었지만 외형은 아직 튼튼한 연령대였기 때문이다. 나이가 들수록 외형도 나빠지게 된다. 시간이 더 지나기 전에 속부터 튼튼하게 건강을 지켜야 한다. 건강기능식품, 영양제를 다양하게 많이 챙겨 먹는 것은 큰 도움이 되지 않는다. 그 제품들은 식사에서 부족한 점을 보충하기 위해 만들어진 것이다. 수면과 한식 식사를 충실히 한다면 더 이상의 보조식품은 필요하지 않다. 만약 몸이 심하게 허약하거나 현재의 불편이나 걱정을 적극적으로 다스리고 싶다면 한의원의 한약 치료를 권장한다. 몸의 기능 문제를 찾아서 효율적으로 개선해줄 수 있기 때문이다. 그러나 더 중요한 것은 개인의 생활 습관 개선 노력이라는 점을 잊지 않도록 한다.

"무엇을 치료해야 할까?"

당뇨병, 당뇨병 합병증

당뇨병의 진단 기준과 유형들
(1형, 2형, 소아, 임신성 당뇨병)

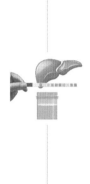

당뇨병의 진단

현재 우리가 사용하는 당뇨병Diabetes Mellitus이란 병명은 단맛이 나는 소변이 나오는 질환에 붙여진 것이다. 병명이 만들어진 때로부터 100여 년 뒤인 1775년, 소변의 단맛은 혈액 속의 포도당에서 기인한다는 연구논문이 발표되었다. 200여 년이 더 흐른 지금, 당뇨병의 진단은 혈액 검사를 통해 이루어지고 있다.

당뇨병의 진단을 위해 사용하는 혈액 검사 항목은 혈당과 당화혈색소이다.

혈당은 측정하는 상황에 따라 구분이 필요하다.

공복혈당은 잠을 자고 일어난 후 활동을 시작하기 전의 혈당을 말한다. 그러나 집에서 잠을 자고 일어나 병원에 방문하는 경우 이미 활동을 시작한 후에 혈당을 측정하게 된다. 그래서 요즘은 혈액 검사 결과지에 '공복'이라는 표현 대신 '식전'이라는 표현을 쓰기도 한다. 공복혈당이 100mg/dl 미만이면 정상 혈당 범위, 126mg/dl 이상이면 당뇨병으로 진단한다. 병원에서 혈당을 측정할 때는 이미 우리 몸이 활동을 시작한 상태라는 점은 해석에 고려할 부분이다.

식후혈당은 보통 식후 2시간의 혈당을 말한다. 식후 2시간 혈당이 140mg/dl 미만인 경우 정상 혈당 범위로 본다. 식후혈당은 탄수화물 소화가 완료된 상황의 혈당을 보는 것이다. 개인의 소화 능력이나 섭취한 음식에 따라 식후 2시간에 소화가 완료되지 않을 수 있다. 이 때문에 식후혈당을 당뇨병 진단 기준으로 사용할 때는 비교적 동일한 검사 조건을 만들기 위해 경구당부하 검사를 활용한다. 경구당부하 검사는 금식 상태에서 일정한 농도의 포도당 용액을 마신 후 일정한 시간 간격으로 혈당을 측정하는 방법이다. 2시간 후 측정에서 혈당이 200mg/dl 이상이면 당뇨병으로 진단한다.

임의혈당도 당뇨병 진단에 활용할 수 있다. 임의의 시간에 측정한 혈당이 200mg/dl 이상이며 당뇨병 증상을 동반하고 있다면 당뇨병으로 진단한다. 공복혈당은 외래로 방문한 병원에서 정확한 측정이 어렵고, 경구당부하 검사는 번거로움이 있고 일반적인 건강검진에서 사용하고 있지 않다. 임의혈당과 당뇨병 증상을 진단 기준으로 활용하는 것이 환자의 관리와 치료를 위해서도 실효성이 있다고 말할 수 있다.

당화혈색소는 2010년부터 당뇨병 진단 기준으로 사용하기 시작했다. 이전에는 당뇨병 환자의 관리 지표로만 사용하였다. NGSP National Glycohemoglobin Standardization Program, 국제 당화혈색소 측정표준 프로그램로 표시된 값이 6.5% 이상일 때 당뇨병으로 진단한다. 당화혈색소 결과를 해석할 때는 당뇨병뿐 아니라 혈색소와 관련한 질환에서도 수치의 이상이 나타날 수 있으며, 혈당의 변화를 신속하게 반영해주지 않는다는 점을 고려해야 한다.

1형 당뇨병과 2형 당뇨병

당뇨병의 대표적인 유형은 1형과 2형이다. 1형과 2형의 구분은 왜 하게 되었을까?

단맛의 소변을 보는 질환을 치료하기 위해 연구하는 과정에서 혈당이 발견되고, 인슐린 호르몬이 발견되었다. 뒤이어 동물소의 인슐린을 추출하는 데 성공하면서 이를 이용한 인슐린 치료가 확대되었다. 그런데 환자에 따라 인슐린 치료 결과의 차이가 발생하였다. 어떤 사람들은 인슐린 치료가 효과적이었고 어떤 사람들은 그렇지 않았다.

인슐린 치료에 효과를 보인 사람들을 1형 당뇨병이라고 부르게 되었다. 인슐린 의존형이라고도 말한다. 췌장의 베타세포에서 인슐린 분비가 절대적으로 부족한 것이 원인으로 혈당 상승이 나타난다. 인공합성 인슐린을 체외에서 투여하여 혈당을 낮추는 것이 인슐린 치료이다.

인슐린 치료에 효과적이지 않았던 사람들을 2형 당뇨병으로 분류하였다. 인슐린 비의존형이라고도 한다. 췌장에서 인슐린 분비가 정상적으로 이루어지는 상황에서 혈당 상승이 나타난다. 따라서 인슐린 투여에 1형 당뇨병만큼 치료 효과를 보이지 못했던 것이다. 혈당을 낮추는 호르몬인 인슐린이 정상적으로 존재하는데 혈당 상승이 나타나므로 인슐린 저항성이라는 용어가 생겨났다. 엄밀히 말하자면 인슐린 저항성은 2형 당뇨병의 상태를 표현하는 단어이지 근본 원인이 아니다.

● 1형 당뇨병과 2형 당뇨병

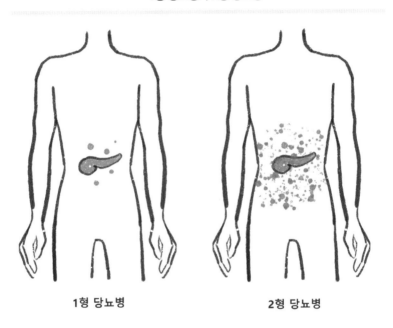

1형 당뇨병   2형 당뇨병

1형 당뇨병과 2형 당뇨병 중 어느 유형의 환자가 더 많을까? 2형이 압도적으로 많다. 우리나라의 경우 공식적인 통계가 발표되고 있지는 않지만 임상의들은 1형이 5% 미만, 2형이 95% 이상일 것이라고 추정

3장 "무엇을 치료해야 할까?" 당뇨병, 당뇨병 합병증

하고 있다. 30대 이상 성인에서 당뇨병을 처음 진단받는 경우 인슐린이 정상적으로 분비되는 2형이라고 볼 수 있다.

마지막으로, 당뇨병을 진단받았는데 1형인지 2형인지 알 수 있는 방법은 무엇일까? 혈액 검사를 통해 인슐린 농도를 측정하면 될까?

◆ 인슐린 구조

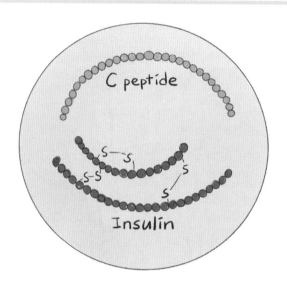

1형과 2형의 구분에는 혈액 중 인슐린의 농도를 보지 않고 씨펩타이드C-peptide 수치를 확인한다. 인슐린은 췌장의 베타세포에서 분비되는 호르몬으로 단백질이다. 세포 안에서 단백질 합성이 일어나는 리보솜에서는 프로인슐린Proinsulin, 인슐린의 재료가 되는 선행물질으로 존재한다. 프로인슐린은 인슐린과 씨펩타이드로 분해되어 분비과립에 저장된다.

인슐린이 분비될 때는 씨펩타이드도 함께 분비된다. 그래서 씨펩타이드 수치를 통해 인슐린의 분비 기능을 확인할 수 있다. 만약 인슐린 주사, 인슐린 펌프 등을 사용한다면 인공인슐린과 몸에서 분비한 인슐린이 혈액 중에 섞이게 된다. 하지만 씨펩타이드는 인공인슐린의 영향을 받지 않으므로 씨펩타이드 수치로 가지고 인슐린 분비 기능을 보는 것이다.

공복 때의 씨펩타이드 수치가 0.6ng/ml 미만이면 1형 당뇨병으로 진단한다. 정상범위 참고치는 1.0~3.5ng/ml로 보고 있다.

소아 당뇨병

소아는 만 15세 이하의 사람을 보편적으로 가리키는 표현이다. 소아 당뇨병은 보통 만 15세 이하의 1형 당뇨병을 말한다. 1형 소아 당뇨병은 타고난 몸의 기능 문제와 더불어 스트레스, 부적절한 음식 섭취, 환경적 영향에 의해 발생할 수 있다.

소아에서도 2형 당뇨병은 발생할 수 있다. 따라서 소아 당뇨병은 씨펩타이드 수치를 확인하여 1형과 2형을 정확히 구분하는 것이 좋다. 씨펩타이드 수치가 0.3ng/ml 미만이라면 인슐린 분비가 매우 적은 것으로 인슐린 투여가 필요하다. 일반적으로 0.6ng/ml 미만에서 인슐린 치료를 시작한다. 0.6ng/ml 이상이라면 인슐린 분비가 정상적이라고 볼 수 있다.

소아 당뇨병을 관리할 때는 소아의 몸의 특성을 잘 이해해야 한다. 소아의 몸은 성장기에 놓여 있어 신체의 변화가 다양하고 빠르다. 성장 발달을 위해 많은 에너지원이 필요하다. 다양한 원인으로 인해 혈당이 상승할 수 있다. 소아에서 혈당이 상승했다고 인슐린 치료를 바로 시작해선 안 된다. 반드시 씨펩타이드 수치를 확인하여 인슐린 분비 기능을 파악해야 한다. 소아 당뇨병임에도 인슐린 분비가 충분하다면 몸의 회복 가능성이 있다.

소아 당뇨병 환자의 혈당 수치를 확인할 때는 항상 다음을 고려해야 한다. 소아 당뇨병의 경우 일시적으로 혈당의 정상화가 나타나는 기간밀월기이 있을 수 있다. 반대로 건강한 소아가 일시적인 혈당 상승을 보이는 경우도 있다. 반복해서 설명하지만 혈당만이 아닌 씨펩타이드 수치를 확인하여 인슐린 투여와 치료를 결정하여야 한다.

임신성 당뇨병

임신성 당뇨병을 두려워하는 임산부들이 많다. 임신성 당뇨병으로 시작해 산후에도 당뇨병 환자로 지내게 될 것을 걱정한다. 여기에서 설명할 것은 임신성 당뇨병 검사 시기의 의미와 검사 방법이다.

임신성 당뇨병 검사는 임신 24~28주에 시행한다. 왜 그 시기에 당뇨병을 검사해야 하는 것일까? 태아의 성장과 산모의 몸 상태 때문이다. 임신 24~28주에는 태아의 신장과 체중의 증가가 빠르다. 임신 0~11주에 태아의 신장은 약 5cm, 체중은 약 15g 정도이고 임신 20~23주에 태아의 신장은 약 28cm, 체중은 약 550g 정도이다. 임신 24~28주에 태아의 신장은 약 38cm, 체중은 약 950g에 해당한다. 1달 만에 신장이 약 10cm 증가하고 체중은 두 배에 가깝게 성장한다. 이때 태아는 엄마의 배 속에서도 낮과 밤을 구분할 수 있고 엄마의 목소리를 들을 수 있다. 이 시기에는 태아의 생명 유지와 성장에 많은 에너지가 필요하다. 이에 따라 산모의 체중, 신진대사도 많은 영향을 받는다. 임신 기간 중의 스트레스, 영양 섭취의 문제로 인한 다양한 문제들임신중독증 등이 보통 이 시기에 나타난다. 따라서 임신 24~28주에 임신성 당뇨병 검사를 하여 산모의 에너지 대사 기능을 확인하는 것이다.

임신성 당뇨병 검사는 선별 검사와 확진 검사의 단계로 구성된다. 선별 검사의 소견에 따라 확진 검사를 시행한다. 공복혈당을 사용하지 않고 경구당부하 검사를 실시한다.

임신성 당뇨병 선별 검사

50g 경구당부하 검사이다. 임산부는 50g의 포도당을 섭취한 후 1시간 후 혈당을 측정한다. 이때 혈당이 140mg/dl 이상이면 확진 검사를 실시한다.

임신성 당뇨병 확진 검사

확진 검사에는 공복혈당도 측정한다. 그리고 100g 경구당부하 검사를 실시한다. 100g의 포도당을 섭취한 후 1시간마다 혈당을 측정한다.

공복혈당이 95mg/dl 이상인 경우, 경구당부하 검사에서 1시간 혈당이 180mg/dl 이상인 경우, 2시간 혈당이 155mg/dl 이상인 경우, 3시간 혈당이 140mg/dl 이상인 경우. 이렇게 네 가지 경우 중 두 가지 이상을 만족하면 임신성 당뇨병으로 진단한다.

소변 검사 없이 당뇨병을 이야기하면 안 되는 이유

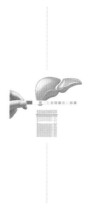

당뇨병의 증상과 혈당의 관계

당뇨병의 대표적 증상에는 3다多 증상이 있다. 음식을 많이 먹는다고 해서 다식多食, 소변을 많이 본다고 해서 다뇨多尿, 물을 많이 마신다고 해서 다음多飮 또는 다갈多渴이라고 한다. 이 증상들과 고혈당은 어떤 관련이 있을까?

우리가 음식을 먹는 이유는 몸에 필요한 물질과 에너지를 섭취하기 위해서이다. 소변은 몸 안의 물질이 몸 밖으로 배출되는 방식이다. 소변을 통해서는 보통 노폐물을 내보내게 된다. 물을 마시는 이유는 우리 몸에 필수적인 수분을 보충하기 위해서이다. 종합하여 보면 당뇨병에서는 몸 안의 물질이 정상적인 상태와 다르게 밖으로 배출되기 때문에 이를 보충하기 위해 음식 섭취가 늘어나고, 배출할 때 수분이 함께 나가기 때문에 소변을 많이 보고 물을 더 마셔야 하는 것이다.

혈당이 높으면 몸 안의 어떤 물질이 몸 밖으로 빠져나갈까? 바로 혈당, 포도당이다. 혈액 내에 포도당이 많으면 혈관을 손상시키고 포도당들이 혈관을 막아 문제를 일으킬 것이라고 생각하는 사람들이 있다. 반복해서 설명하지만 혈액 내에 포도당이 많아지면 포도당을 신장에서 재흡수하지 못하고 소변으로 배출시키게 된다. 포도당이 소변으로 빠져나가며 몸의 전해질 균형이 무너지면 생명은 위험해진다.

혈당 검사로 소변의 포도당을 검사할 수 있을까?

혈당이 어느 정도로 높아야 소변으로 포도당이 배출되는지는 정확한 수치로 밝혀져 있지 않다. 그런데 소변 검사를 하면 소변 속 포도당을 바로 확인할 수 있다. 정상적인 상태는 소변 검사 결과에서 요당의 표시가 −음성으로 나타난다. 요당이 검출될 경우 +양성로 표시한다. 요당이 검출되는 양은 +, ++, +++, ++++로 구분한다. +가 많을수록 검출되는 양이 많은 것이다.

앞서 설명했듯이 당뇨병의 증상은 소변으로 포도당이 배출될 때 발생하기 때문에 소변 검사는 당뇨병 환자들이 꼭 확인해야 하는 검사이다. 가정에서도 소변 검사 스틱을 사용해 소변 검사를 스스로 해볼 수 있다. 혈당 측정처럼 피부를 바늘로 찌르는 통증도 없다. 스틱에 묻힌 소변의 성분에 포도당이 있다면 검사 스틱에서 포도당을 표시한 부분의 색깔이 변한다.

혈당 수치에 따라 당뇨병을 진단하고, 혈당 수치를 낮추기 위해 개발된 약을 복용하고, 혈당 수치로 당뇨병의 관리 상태를 확인하다 보니 소변 검사가 낯선 당뇨병 환자들이 많다. 혈당 수치가 200mg/dl을 넘어도 소변에서 포도당 배출이 없다면 당뇨병 증상은 나타나지 않는다. 당뇨병 증상으로 고민하는 환자라면 소변 검사를 반드시 해보아야 한다.

소변의 포도당, 요당尿糖 때문에 발생하는 당뇨병 증상들

3多 증상부터 당뇨병 환자들이 흔히 호소하는 증상들에 대해 살펴보자.

다식多食, 음식을 많이 먹는다

우리가 음식을 먹어 섭취한 포도당은 몸에서 에너지원으로 사용된다. 포도당은 혈액에 포함되어 혈관을 타고 돌아다니면서 각 조직의 세포들에 공급된다. 온몸을 순환한 혈액은 신장으로 들어간다. 신장에

서는 혈액을 여과하여 혈액 속의 노폐물을 소변으로 배출시킨다. 포도
당은 노폐물이 아니라 몸에 필요한 영양분이므로 소변으로 나가지 않
고 신장의 혈관으로 재흡수된다. 그런데 이때 재흡수되지 못한 포도당
이 있다면 소변을 통해 빠져나간다. 포도당이 소변으로 빠져나가 손실
이 발생하면 배가 고파지고 많이 먹게 된다.

다뇨多尿, 소변을 많이 본다

우리 몸의 체액은 일정한 농도를 유지하려고 한다. 몸에 있어야 할
물질이 소변을 통해 빠져나간다면 체액의 농도를 유지하기 위해 더 많
은 수분을 내보내야 한다. 따라서 포도당이 소변으로 배출되면 소변의
양이 늘어난다. 이를 삼투성 이뇨라고 표현한다. 또한 혈당이 높으면
탈수가 발생하기도 한다. 혈액 속의 포도당 농도가 높아지니 세포 안
의 수분이 밖으로 이동하기 때문이다.

다음多飮 또는 다갈多渴, 물을 많이 마신다

소변을 많이 보고, 세포에서 탈수 현상이 나타나면 입이 마른다. 실
제로 몸의 수분이 부족해지는 상태이므로 물을 많이 마시게 된다.

살 빠짐체중 감소

포도당은 세포가 에너지를 만들기 위해 사용하는 원료이다. 포도당
이 소변으로 빠져나가면 다른 원료를 사용하여 포도당으로 전환시키는
일이 발생한다. 몸에 저장하고 있는 단백질과 지방을 사용하여 간에서
포도당을 생성하게 된다. 몸의 체형과 골격을 유지하는 단백질과 지방

을 분해하여 에너지를 얻으므로 살이 빠지고 피로가 늘어나게 된다.

눈의 피로, 뒷목과 어깨의 뻣뻣함과 통증

이 증상들은 스트레스와 관련이 깊다. 스트레스로 인해 걱정과 생각이 많아지고 수면 불량이 나타나게 되면 뇌의 활동이 증가하고 눈의 피로가 발생한다. 눈의 망막과 뇌는 오직 포도당만을 에너지원으로 사용한다. 눈과 뇌의 활동이 과다해지면 포도당을 많이 필요로 하게 된다. 스트레스로 인해 혈당이 상승하여 당뇨병이 발생할 수 있다.

뇌와 눈의 활동에 필요한 영양분은 혈류를 통해 공급된다. 심장은 우리 몸 전체에 혈류를 공급해주고, 간은 영양 대사를 담당한다. 노심초사하며 생각이 많고 잠을 제대로 자지 못하면 심장과 간도 과부하를 겪을 수 있다. 이로 인해 가슴 위쪽으로 열熱이 몰리며 뒷목과 어깨가 굳고 아프며 눈이 피로해진다.

망막병증

우리 안구의 가장 안쪽에 위치한 막을 망막이라고 한다. 망막에는 빛을 감지하여 전기 정보로 전환하는 시세포가 있다. 이 정보가 시신경을 통해 뇌로 전달되어 우리는 사물을 인지할 수 있다. 망막은 혈관을 통해 영양분과 산소를 공급받아서 기능한다. 망막이 사용하는 영양분이 바로 포도당이다.

혈당이 높으면 혈관이 막혀서 망막에 병이 생기는 것이 아니다. 망막병증은 포도당이 몸 밖으로 배출되게 되면 망막에 충분한 포도당이 공급되지 못하여 생긴다. 그런데 노화에 의해서 망막의 기능이 떨어지기도 한다. 따라서 60대 이상의 당뇨병 환자에게 망막병증이 발생했다면 당뇨병 때문인지 노화 때문인지 명확한 구분이 어렵다.

말초신경병증

당뇨병 환자들 중에 '다리가 저리다.', '발이 시리다.' 등의 증상을 호소하는 경우가 있다. 저림과 시림은 원인이 다르다. 우리가 무릎을 꿇고 오래 앉아 있으면 다리가 저려온다. 혈액 순환이 되지 않아서 저림이 발생한다. 반면 시림은 신경의 민감한 반응이다. 잇몸이 약해지면 치아가 시리다. 잇몸이라는 근육이 약해져서 치아의 신경이 민감해진 것이다. 다리에 저림이 있는 당뇨병 환자라면 혈액 순환과 영양 공급의 문제를 살펴봐야 하고, 시림이 있다면 근육 약화를 의심해볼 수 있다.

간 기능과 신장 기능은
당뇨병과 관련이 있을까?

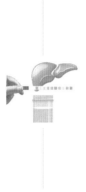

간 기능과 신장 기능 검사는 국가건강검진의 공통 검사 항목에 속한다. 혈액 검사와 소변 검사를 통해 확인하는 가장 기본적인 기능이라고 볼 수 있다. 하지만 건강한 사람들은 물론 당뇨병 환자들도 간 기능과 신장 기능 검사에 대해 잘 알지 못한다.

간 기능 검사

당뇨병 환자에게 간 기능 검사는 어떤 의미가 있을까? 간은 혈당 조절의 완충 역할을 하는 장기이다. 췌장은 혈당 수치를 낮추는 인슐린 호르몬을 분비한다. 인슐린의 분비가 부족하면 1형 당뇨병, 인슐린의 분비가 충분한 것을 2형 당뇨병이라고 부른다. 성인 당뇨병의 90% 이상은 2형 당뇨병이다. 인슐린 분비에 문제가 없으므로 혈당 조절이 되지 않는 원인을 찾아야 한다. 2형 당뇨병 환자라면 혈당 조절에 중요한 역할을 하는 간 기능을 살펴볼 필요가 있다.

간 기능 검사는 혈액 검사를 통해 다음의 항목들을 확인한다.

AST GOT, ALT GPT

AST와 ALT는 우리 몸에 존재하는 단백질 효소의 이름이다. 두 효소는 간에 많이 분포하여 간세포 손상이 있을 때 혈액 중의 양이 늘어나게 된다. AST는 심장, 뇌, 신장에도 존재하기 때문에 이들의 손상에도 혈액 중 수치가 증가할 수 있다. 그래서 두 가지를 간 기능 지표로 사용하며 ALT를 좀 더 간에 특이적인 수치로 보고 있다. 혈액 검사에서 정상 참고치는 0~40IU/L이다.

ALP, γ-GT GGT, γ-GTP

ALP와 γ-GT는 간세포 안의 담관에 존재하는 효소이다. 담즙배설 장애가 있을 때 혈액 중 수치가 상승한다. ALP는 뼈에도 많이 존재하므로 성장기, 골절, 임신 3기 임신 29주 이상 에 증가할 수 있다. 따라서 γ-GT와 항상 함께 확인하여 간 질환으로 인한 상승인지를 감별해야 한다. 혈액 검사에서 ALP의 정상 참고치는 20~130IU/L이며, γ-GT의 정상 참고치는 남성 11~63IU/L, 여성 8~35IU/L 수준이다.

적혈구는 정해진 수명이 있다. 2~3개월의 수명이 다하면 적혈구는 파괴된다. 이때 적혈구 안의 혈색소는 대사되어 빌리루빈으로 변한다. 빌리루빈은 간으로 들어가 담즙의 구성성분이 된다. 담즙이 소장으로 분비되면 빌리루빈은 유로빌리노젠 Urobilinogen으로 전환되고 십이지장과 신장에서 전환이 이루어져서 대변, 소변으로 배출된다. 담즙배설장애, 담관염, 간염, 간세포 대사 장애가 있을 때 혈액 중 빌리루빈의 수치가 상승한다. 빌리루빈이 축적되면 황달 증상이 나타난다. 혈액 검사에서 정상 참고치는 총 빌리루빈 0.2~1.0mg/dl, 직접 빌리루빈 0~0.4mg/dl, 간접 빌리루빈 0.2~0.6mg/dl이다.

혈액 검사 외에 초음파 검사를 통해 지방간과 같은 간의 구조적 변화를 관찰하기도 한다. 더하여 간 질환이 심각하다면 간에 대한 심층적 검사가 필요하다.

신장 기능 검사

심장은 혈액이 온몸을 순환할 수 있도록 추동하는 펌프와 같다. 심장의 펌핑을 통해 혈액은 몸 곳곳을 순환하며 영양분과 산소를 세포에 공급하고, 만들어진 노폐물과 이산화탄소를 받아들인다. 온몸을 순환한 혈액은 신장으로 들어간다. 신장은 들어온 혈액을 걸러내서 노폐물은 소변으로 배출시키고 영양분은 몸에서 다시 사용할 수 있도록 한다. 신장 기능이 제대로 작동하지 않으면 몸에 독소가 쌓이거나 몸에서 사용해야 할 영양분이 몸 밖으로 배설되는 문제가 생긴다.

신장 기능 검사를 살펴보기에 앞서 신장 기능을 통해 만들어지는 소변의 검사 항목을 보자. 당뇨병 환자가 보아야 할 소변 검사 항목은 앞서 설명한 포도당요당 외에 단백질과 케톤이 있다.

단백뇨

단백질은 포도당과 마찬가지로 소변으로 배출되지 않는 영양분이다. 단백질이 소변에서 검출되는 것을 단백뇨라고 한다. 단백뇨는 신장 기능에 문제가 없어도 나타나는 경우가 있으며 이를 기능성 단백뇨라고 부른다.

기능성 단백뇨

정상적으로 소량의 단백뇨가 나오는 경우로 성인 기준 하루 300mg 정도 나타날 수 있다. 격렬한 운동을 한 직후, 발열이 있는 경우, 요로 감염의 경우에 나타나거나 기립성 단백뇨오전에는 나타나지 않고 오후에만 단백뇨가 검출되는 경우가 있을 수 있다.

단백뇨가 있을 경우 기능성 단백뇨와 신장 문제로 인한 단백뇨를 구분해야 하므로 전문가의 도움이 필요하다.

케톤뇨

케톤체가 소변에서 검출되는 것을 케톤뇨라고 한다. 케톤체는 몸에서 지방을 분해한 산물이다. 포도당의 공급이 부족하거나 포도당 대사에 문제가 있을 때 간은 지방을 분해하여 에너지원을 생성하려고 한다. 생성된 케톤체가 많아서 소변으로 전부 배출되지 못하면 혈액 중에 축적이 되어 케톤혈증이 발생할 수 있다. 케톤혈증은 당뇨병에서 나타날 수 있는 급성합병증이다. 참고로 신장 기능이 떨어진 경우에도 케톤체가 소변으로 배설되지 않을 수 있다.

케톤뇨는 당뇨병으로 인해 지방 분해가 증가한 상황뿐 아니라 심한 운동, 영양부족, 탈수일 때도 나타나는 현상이다. 단백뇨와 마찬가지로 케톤뇨의 원인을 감별하는 데에는 전문가의 소견이 필요하다.

신장 기능은 다음의 항목들을 확인한다.

BUN Blood Urea Nitrogen, 혈중요소질소

단백질의 기본단위인 아미노산은 간에서 대사되는데, 이 과정에서 질소성 노폐물인 암모니아가 만들어진다. 암모니아는 독성이 있기 때문에 요소로 바뀐다. 간에서 생성된 요소는 신장을 통해 소변으로 배출된다. BUN은 혈액 중의 요소에 포함된 질소를 측정하는 것이다. 신장 기능이 떨어지면 요소가 배설되지 않아 BUN이 증가할 수 있다.

혈액 중의 요소가 증가하는 이유, 즉 BUN의 수치가 상승하는 이유는 다양하다. 단백질을 많이 먹으면 아미노산이 증가하여 요소의 생성도 늘어날 수 있다. 위장관 출혈도 BUN 증가의 원인이 된다. 혈액은 단백질을 많이 함유하고 있는데 위장관에서 출혈이 발생하면 그 혈액이 소화흡수가 되므로 단백질을 많이 섭취한 것과 같아지기 때문이다.

영양불량, 기아의 상황처럼 단백질의 분해가 늘어날 때와 스테로이드 제제처럼 단백질의 분해를 늘리는 약물을 사용할 때도 BUN이 증가할 수 있다. 따라서 BUN만으로 신장 기능을 평가할 수는 없으며 다른 검사 항목을 함께 참고한다. BUN의 정상 참고치는 10~26mg/dl이다.

크레아티닌 Creatinine

근육에 존재하는 크레아틴 Creatine은 근육에서의 에너지 생성을 돕는다. 크레아틴이 대사된 것이 크레아티닌이다. 크레아티닌은 신장을 통해 몸 밖으로 배출된다. 신장 기능이 떨어져 크레아티닌 배출이 되지 않는다면 혈액 중 수치가 올라가게 된다. 혈액 중 크레아티닌 수치는 신장 기능 이외의 영향을 적게 받기 때문에 신장 기능을 평가하는 중요한 지표이다. 혈액 검사에서 정상 참고치는 0.4~1.5mg/dl이며 남성이 여성보다 조금 더 높다.

사구체여과율 GFR, Glomerular Filtration Rate, 크레아티닌청소율 CrCl, Creatinine Clearance, 추정 사구체여과율 eGFR, estimated GFR

사구체는 신장의 기본단위인 네프론의 구조물로서 혈액을 여과하는 작용을 한다. 사구체의 여과 기능을 측정한 사구체여과율은 신부전의 정도 Grade를 구분하는 기준이 된다. 사구체여과율을 정확하게 측정하려면 이눌린이나 방사성 요오드와 같은 특정 물질을 환자에게 투여하여 배설 정도를 측정해야 한다. 이 방법은 임상에서 사용하기 쉽지 않으므로 몸에서 자연스럽게 만들어지는 크레아티닌을 활용한다. 크레아티닌청소율을 측정하여 사구체여과율을 보는 것이다.

크레아티닌청소율을 구하려면 24시간 동안 수집한 소변과 혈액 검사가 필요하다. 정상 참고치는 85~135ml/분이다.

$$크레아티닌청소율(ml/분) = \frac{24시간\ 동안\ 모은\ 소변의\ 크레아티닌양 \times 100}{혈액\ 중\ 크레아티닌\ 농도 \times (60(분) \times 24(시간))}$$

또한 혈액 중 크레아티닌 수치만을 이용하여 추정 사구체여과율을 계산할 수도 있다.

$$eGFR(ml/분) = \frac{(140-연령(세)) \times 체중(kg)}{72 \times 혈액\ 중\ 크레아티닌\ 수치}$$

사구체여과율의 정도에 따라 신장 기능은 다음과 같이 평가한다.

Grade(단계)	신장 기능 상태	eGFR(사구체여과율)	CrCl(크레아티닌청소율)
1	Normal(정상)	≥90	≥90
2	Mild(경증)	60~89	60~89
3	Moderate(중등증)	30~59	30~59
4	Severe(중증)	15~29	15~29
5	End Stage(말기)	≤15 투석 미실시	≤15 투석 미실시
6		투석 필요	투석 필요

날이 갈수록 당뇨병 합병증으로 신부전이 발생하여 투석을 하는 환

3장 "무엇을 치료해야 할까?" 당뇨병, 당뇨병 합병증

자가 늘고 있다. 합병증에 대한 막연한 두려움으로 스트레스를 받기보
다 혈당, 요당, 단백뇨, 케톤뇨, 간 기능, 신장 기능을 검사하여 자세
한 내용을 확인해보는 것이 필요하다.

혈당 문제가 아니어도
당뇨병 합병증이 생길까?

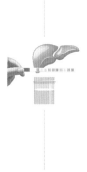

당뇨병 발생 과정을 이해해보자

당뇨병 합병증이란 당뇨병과 병행해서 나타나는 증상을 말한다. 당뇨병 합병증의 원인을 알기 위해서 당뇨병의 발생 과정을 먼저 볼 필요가 있다.

당뇨병을 수식하는 다양한 단어들이 있다. 예를 들어 '생활 습관병', '만성 질환', '대사증후군' 등이다. 잘못된 생활 습관으로 인해 발생하며 3개월 이상 지속되는 질환으로 신진대사와 관련이 있는 것이 당뇨병이라는 말이다. 당뇨병의 발생 과정은 다음과 같다.

잘못된 생활 습관이 지속되며 개인의 타고난 몸의 특성체질적 특성이 맞물려 몸의 에너지 대사 기능에 이상이 생긴다. 이로 인해 혈당 수치가 상승하고 소변으로 당이 빠져나가는 요당이 발생하고 다양한 당뇨병 증상<small>소변 증가, 입 마름, 체중 감소</small>이 나타난다.

당뇨병 합병증이 발생하는 원인

앞에서 설명한 당뇨병의 발생 과정을 그림으로 표현해보았다.

◆ 당뇨병, 당뇨병 합병증의 발생 과정

| 잘못된 생활습관 + 개인의 체질적 특성 | → | **합병증 유발** |

몸의 에너지 대사 기능 이상 → **합병증 유발**

| 혈당 상승 | 요당 발생 | 다양한 증상 |

합병증 유발   **합병증 유발**

이 그림 중의 혈당 상승만이 당뇨병 합병증의 원인일까? 그렇지 않다. 당뇨병 합병증의 다양한 원인들을 살펴보자.

1. 요당 발생은 당뇨병 합병증의 원인이다

소변으로 포도당이 빠져나가면 몸의 조직세포들의 당 공급에 문제가 생긴다. 영양 손실로 인한 피로감과 체중 감소뿐 아니라 당뇨병성 망막 질환, 당뇨병성 말초신경병증과 같은 합병증이 발생한다. 당뇨병성 망막 질환과 발 저림, 시림 등의 증상은 오랜 혈당 관리에도 불구하고 발생한다고 한다. 혈당만 관리해야 할 것이 아니라 요당을 개선해야 당뇨병 합병증을 예방할 수 있다.

2. 잘못된 생활 습관과 에너지 대사 기능 이상이 지속되면 당뇨병 합병증이 생길 수 있다

당뇨병을 진단받았다면 원인이 되는 잘못된 생활 습관과 몸의 에너지 대사 기능 문제가 있을 것이다. 혈당 상승은 당뇨병의 원인이 아니라 원인으로 인해 나타난 현상이다.

많은 당뇨병 환자들이 혈당 수치를 낮추기 위해 노력한다. 탄수화물 섭취를 줄이고 매일 30분 이상의 운동을 한다. 혈당을 낮추기 위한 당뇨약을 복용하고 당뇨에 좋다는 건강식품을 먹는다. 이러한 관리를 시작하면 혈당 수치는 내려간다. 그러나 원인과 관계없이 혈당 수치만을 보기 위한 관리는 시간이 갈수록 효과가 줄어든다. 단기간에는 혈당 조절이 되는 것 같지만 장기적으로는 혈당이 상승하고 당뇨병 합병증이 발생한다.

따라서 당뇨병 합병증을 예방하기 위해서는 혈당을 낮추기 위한 관리만이 아니라 당뇨병의 원인인 잘못된 생활 습관과 몸의 대사 문제를 찾아 치료하는 것이 필요하다.

3. 장기간 높은 혈당이 지속되면 말초혈관이 손상된다

고혈당으로 인한 당뇨병 합병증을 걱정하는 이유에 해당한다. 높은 혈당으로 인해 말초혈관이 손상되면 몸의 조직들에 영양 공급 장애를 초래하여 당뇨병 합병증이 발생한다는 것이다. 하지만 장기간의 높은 혈당은 명확하지 않은 점이 있다.

먼저 어느 정도의 기간을 장기간이라고 말하는지 명확하지 않다. 1년이 장기간인 것인지 3년이 장기간인 것인지 모른다. 혈당 수치가 어느 정도여야 높은 것인지도 명확하지 않다. 200mg/dl이 기준인 것인지 300mg/dl이 기준인 것인지 확실하지 않다. 혈당 상승으로 인한 당뇨병 합병증을 걱정하는 것은 당연하다. 하지만 기준이 명확하지 않은 문제에만 치중하여 앞서 설명한 1, 2를 소홀히 한다면 당뇨병 합병증을 예방하기엔 부족하다.

혈당 관리만 잘하면 당뇨병 합병증이 오지 않을까?

그렇지 않다. 당뇨병의 원인인 생활 습관과 몸의 문제를 개선하지 못한다면 당뇨병 합병증은 생길 수 있다. 원인을 개선하지 않고 혈당 관리만 지속한다면 관리 효과가 점차 낮아지고 혈당이 다시 상승할 수 있다.

혈당 수치가 높으면 무조건 합병증이 올까?

그렇지 않다. 당뇨병 환자들은 어느 순간의 혈당 수치가 높으면 합병증에 대한 두려움에 휩싸인다. 하지만 당뇨병이 없는 사람에서도 혈당은 순간 300mg/dl 이상으로 상승할 수 있다. 혈당 수치는 몸의 상황에 따라 변화하며 항상성을 유지하려고 하지만 급격한 스트레스, 특정 음식이나 약물, 질환에 따라 순간적으로 높아질 수 있다. 순간의 혈당 수치를 보고 심하게 걱정하거나 혈당을 낮추는 데에만 신경 쓰는 것은 도리어 스트레스가 되어 당뇨병 치료를 어렵게 한다.

급성 당뇨병 합병증

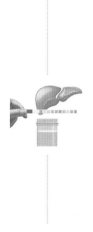

당뇨병성 케톤산혈증

케톤산혈증이란 케톤산이라는 물질이 혈액에 과도하게 많아져서 발생하는 급성 질환이다. 케톤산은 지방을 분해하는 과정에서 생성되는 물질이다. 케톤산이 혈액에 많아지면 혈액의 산성화로 인한 증상들이 나타난다. 초기에는 속이 메스껍거나 불편한 정도이다. 점차 구토를 하고 심한 복통이 나타난다. 진행이 되면 호흡 곤란, 체온 저하, 탈수가 발생하여 생명이 위험해진다. 케톤산혈증은 생명을 위협할 수 있는 급성 당뇨병 합병증이므로 주의가 필요하다.

케톤산혈증을 이해하기 위해서는 에너지 대사 과정에 대한 설명이 다소 필요하다. 우리 몸의 세포들은 우선 포도당을 사용해 에너지를 만든다. 그런데 탄수화물 섭취를 제한하는 등 포도당 공급이 부족해지면 몸은 다른 영양소, 즉 지방을 사용하려고 한다. 지방을 분해하면 지방산과 케톤이 만들어진다. 지방산을 사용하여 에너지를 만들 수 있다. 이 대사는 자발적으로 탄수화물 섭취를 줄이는 다이어트 상황이나 비자발적인 기아 상태에서 나타날 수 있는 현상으로 이로 인해 살이 빠진다.

뇌의 상피세포는 오직 포도당만을 에너지원으로 사용한다. 굶는 상황이 지속되면 뇌의 기능 장애가 초래될 수 있기 때문에 이때 몸에선 두 가지 작용이 동시에 나타난다. 첫째는 혈액에 포도당을 공급하는 대사이고, 둘째는 포도당을 절약하기 위해 지방을 분해하여 지방산을 사용하는 것이다. 포도당을 산화하여 에너지를 얻는 해당과정 Glycolysis 에서 아세틸CoA라는 물질이 발생한다. 아세틸CoA는 간에서 케톤체로 바뀌어서 뇌로 전달된다. 포도당의 공급이 원활하지 못한 상태에서 뇌는 케톤체를 임시 에너지원으로 사용할 수 있다.

케톤산혈증은 1921년 인슐린 치료가 시작되기 이전에 1형 당뇨병 환자들의 주요 사망 원인이었다. 인슐린 치료를 시작한 후로 케톤산혈증의 발생률이 줄었기 때문에 인슐린 결핍이 케톤산혈증의 원인으로 알려졌다. 그러나 인슐린 치료가 케톤산혈증에 효과적이었던 이유는 따로 있다.

앞의 내용처럼 케톤산은 뇌가 포도당을 원활하게 사용하지 못할 때 많이 만들어진다. 케톤산혈증 환자에게 인슐린 투여가 효과적인 이유는 인슐린이 해당과정을 억제하여 케톤체 생성을 막기 때문이다. 그리고 케톤산혈증이 나타났을 때는 환자에게 인슐린과 함께 포도당을 투여한다. 케톤체를 임시로 사용하는 뇌에 포도당을 공급해주면서 인슐린을 통해 케톤 생성을 줄이는 것이다. 인슐린은 에너지를 필요로 하는 몸의 조직들이 포도당을 잘 사용하도록 하는 호르몬이 아니다. 인슐린은 혈액 속의 포도당을 간, 지방, 근육으로 저장시키는 역할을 하며 뇌에 포도당이 공급될 때는 이용되지 않는다. 따라서 인슐린 결핍이 케톤산혈증의 원인이라고 보긴 어렵다.

케톤산혈증은 1형 당뇨병 환자에게 잘 발생하지만 다음의 경우에도 발생할 수 있다.

- 인슐린 주사 투여 과정에서 고혈당과 저혈당을 빈번하게 오고 가는 경우
- 폐렴, 요로감염 등의 감염 질환이 동반된 경우
- 급격한 스트레스 상황이나 임신의 경우

당뇨병성 케톤산혈증은 소변 검사로도 확인을 할 수 있다. 발생 위험이 있는 환자나 당뇨병 환자는 소변 검사 결과 중의 케톤뇨 항목을 주의할 필요가 있다.

고삼투압성 고혈당 상태

온몸을 순환한 혈액은 신장으로 들어간다. 신장의 사구체에서 여과

가 이루어지고 혈액 속 노폐물은 소변으로 배출된다. 사구체 여과액 속의 포도당은 세뇨관에서 다시 혈액으로 재흡수되기 때문에 소변으로 배출되지 않는다. 그런데 고혈당 상태에서 포도당이 전부 재흡수되지 못하면 소변으로 빠져나갈 수 있다. 이때 만들어지는 소변은 포도당을 포함하므로 농도가 높아진다. 물은 농도가 낮은 쪽에서 높은 쪽으로 이동한다. 이를 '삼투'라고 하고 이때 생기는 압력을 '삼투압'이라고 한다.

포도당이 소변으로 배출될 때 소변의 농도가 높아져 소변의 삼투압이 증가한 결과 소변량이 증가하는 것을 '삼투성 이뇨'라고 한다. 삼투성 이뇨로 인해 세포 탈수가 발생한다. 여기에 수분 섭취까지 부족하면 체액 소실로 의한 급성 혼수상태에 빠질 수 있다.

진행되는 속도는 케톤산혈증보다 느리고 구토와 복통은 나타나지 않는다. 심근경색, 뇌경색 그리고 폐렴을 비롯한 감염 질환에 의해 생기거나 악화할 수 있다. 급격한 스트레스로 심신이 허약하거나 치매 등의 상태에서 수분 섭취를 못 하면 발생할 확률이 높다. 따라서 발생 위험이 있는 환자들은 충분한 수분 섭취를 통해 예방해야 한다.

저혈당증

당뇨병 환자의 특징은 고혈당이다. 고혈당으로 당뇨병을 진단받은 환자에게 저혈당증은 자주 발생하는 급성 증상이다. 당뇨병 환자에게 저혈당증이 발생하면 즉시 당을 공급해주어야 한다. 고혈당이라서 혈당을 낮춰야 하지만 혈당이 너무 낮으면 위험하므로 포도당을 섭취해야 한다는 이야기이다.

당뇨병 환자에게 저혈당증은 혈당을 낮추려는 방법으로 인해 발생하기 쉽다. 인공인슐린 투여량이 너무 많거나 당뇨약을 너무 많이 복용했을 때 나타날 수 있다. 지나치게 탄수화물 섭취를 하지 않거나 무리하게 운동을 했을 때도 나타날 수 있다.

증상은 이렇다. 처음에는 공복감을 느끼고, 온몸이 떨리고 기운이 없다. 식은땀이 나고 심장이 뛰며 불안해진다. 입술 주위나 손끝이 저리다. 사람에 따라 어지럽고 피곤하고 짜증이 나타난다. 심하면 경련이나 혼수가 발생한다. 바로 쓰러지는 사람도 있다. 저혈당증을 겪어본 당뇨병 환자라면 사탕이나 초콜릿 등의 당을 즉시 섭취할 수 있도록 몸에 지니고 다니는 것이 좋다.

하지만 저혈당증의 예방은 저혈당증이 나타날 것 같을 때 당을 섭취해주는 것이 다가 아니다. 저혈당증을 예방하려면 혈당을 낮추기만을 위한 무리한 행동을 조심해야 한다. 약물의 과용, 탄수화물 섭취의 지나친 제한, 과다한 운동을 멀리해야 한다. 혈당이 높아진 몸의 근본 문제를 찾고 개인마다 적합한 생활 관리와 당뇨병 치료가 필요할 것이다.

만성 당뇨병 합병증

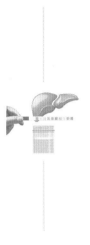

　　당뇨병성 케톤산혈증, 고삼투압성 고혈당 상태, 저혈당증 등의 급성 당뇨병 합병증은 증상이 빠르게 나타나고 진행된다. 만성 당뇨병 합병증은 갑자기 발생하기보다 서서히 진행되며 호전도 빠르지 않다.

　　만성 당뇨병 합병증의 원인을 혈관 손상에만 두고 생각하는 사람이 많다. 우리 몸의 혈관은 동맥, 정맥, 모세혈관이 있다. 동맥과 정맥의 혈관벽은 3개의 층_{외막, 중막, 내피}으로 되어 있고, 모세혈관은 1개의 내피층으로 되어 있다. 내피층은 혈액이 맞닿는 조직이며 내피세포로 이루어져 있다. 내피세포는 포도당이 약 200mg/dl 이상 녹아 있는 혈액이 지나갈 때 손상되기 시작한다고 한다. 하지만 내피세포의 손상이 발견되는 혈당 수치는 연구와 사람에 따라 다르다. 또한 아직 어느 정도 수치의 고혈당이 어느 기간 이상 지속되어야 혈관벽을 손상시키는지, 손상은 어떻게 진행되는 것인지에 대한 연구 결과가 없다.

　혈당과 혈관 손상에만 집중한다면 소변으로 포도당이 배출되는 것과 당뇨병을 유발하게 된 잘못된 생활 습관, 몸의 문제로 인해 발생하는 합병증을 간과하기 쉽다. 당뇨병 환자들은 몸에 나타나는 모든 불편 증상들을 혈당이 높아서 발생했다고 인식하곤 한다. 그래서 새로운 증상이 나타나면 혈당 수치를 낮추는 데에 더욱 신경을 쓴다.

　반복해서 설명하지만 당뇨병 합병증은 당뇨병을 유발한 잘못된 생활 습관과 혈당이 오르게 된 몸의 문제로 인해 발생이 가능하다. 소변으로 포도당이 빠져나가는 요당 때문에 발생이 가능하다.

　다음 내용들을 통해 각각의 합병증이 어떤 원인으로 인해 발생하고 어떤 치료가 필요한지 살펴보자. 당뇨병 합병증을 예방하고 치료하기 위해서는 혈당 수치만 낮추려고 하기보다 원인마다 필요한 관리와 치료로 몸을 회복시켜 혈당 수치가 자연스럽게 조절되도록 해야 한다.

당뇨병성 망막병증

　우리가 눈으로 사물을 보려면 빛을 감지하여 정보를 뇌로 전달해야 한다. 빛을 감지하고 전기 정보로 전환하는 시세포가 있는 조직이 바로 망막이다. 망막의 상피세포는 오직 포도당만을 에너지원으로 사용한다. 당뇨병 환자에서는 망막으로 충분한 포도당이 공급되지 못하는 일이 발생할 수 있다. 이로 인해 망막병증이 생긴다.

　눈은 열熱에 약하다. 과도한 스트레스와 수면장애, 부적절한 음식 섭취로 간열肝熱이 발생하면 당뇨병이 생길 수 있고 망막병증이 생길 수 있다.

노화에 의해서도 망막의 기능이 떨어지고 망막변성이 생길 수 있다. 따라서 60세 이상의 당뇨병 환자에게서 망막병증이 나타났다면 원인이 당뇨병인지 노화인지 구분해야 하지만 명확한 진단이 어렵다.

당뇨병성 망막병증을 예방하고 치료하려면 어떻게 해야 할까? 망막으로 충분한 포도당이 공급되지 못하는 원인인 요당과 몸의 대사 문제를 치료해야 한다. 간열을 발생시키는 원인을 개선하고 그로 인한 몸의 손상을 관리해야 한다.

또한 일상에서 눈의 휴식이 필요하다. 휴대폰이나 모니터와 같은 화면을 장시간 봐야 할 경우 틈틈이 중간에 눈을 감고 쉬는 시간을 갖도록 한다. 공원처럼 탁 트인 공간에서 매일 하늘이나 멀리 있는 사물을 응시해주는 것도 도움이 된다.

당뇨병성 말초신경병증, 당뇨 발

의학적인 정의에서 말초신경은 뇌와 척수로 구성된 중추신경계를 제외한 모든 신경을 말한다. 쉽게 이해하려면 '끝 말末, 나뭇가지 끝 초梢'라는 글자의 뜻처럼 팔, 다리, 손, 발로 간단하게 볼 수 있다. 당뇨병 환자들이 호소하는 말초신경병증은 다리와 발에 많이 나타나기 때문에 '당뇨 발'이란 표현을 쓰기도 한다.

당뇨 발의 증상으로는 저림과 시림을 주로 호소한다. 저림과 시림 증상은 원인이 다르다.

혈액 순환이 잘 되지 않으면 저림이 나타난다. 손이나 발을 만졌을 때 실제로 차갑다면 혈액 순환이 약한 것으로 볼 수 있다. 실제로 차갑지 않은데 시리다면 근육이 약해져서 외부 변화에 신경이 민감해진 것이다. 즉, 당뇨병 환자들이 발이 저리다고 하면 혈액 순환과 영양 공급에 문제가 생긴 것이고 발이 시리다고 하면 근육 약화가 있는 것이다.

혈액 순환은 심장의 추동 기능에 의해 이루어진다. 심장의 기능이 약해지면 혈액 순환과 몸의 조직으로의 영양 공급이 약해진다. 발은 심장에서 가장 먼 인체 기관이다. 심장의 순환이 가장 약해지는 새벽 시간에 발 저림과 근육 당김을 호소하는 환자들이 많다. 소변으로 포도당이 배출되고 부족한 포도당을 보충하기 위해 단백질과 지방을 사용하여 에너지 대사가 이루어지면 근육이 약해진나.

혈당 수치가 낮은데도 당뇨 발로 고생하는 환자들이 많다. 혈당만 관리할 것이 아니라 원인의 개선이 이루어져야 증상이 호전되기 때문이다. 당뇨 발의 예방과 치료를 위해서는 혈액 순환 기능의 회복과 영양 공급, 대사 기능 회복이 필요하다. 더불어 유산소 운동만 하기보다 충분한 탄수화물 섭취와 함께 근력 운동, 하체 강화 훈련을 해주는 것이 좋다.

당뇨병성 신장 기능 저하

당뇨병 환자들은 몸이 붓거나 붓기가 빨리 빠지지 않으면 신장을 걱정한다. 신장은 온몸을 순환한 혈액을 여과하여 영양분을 재흡수하고 노폐물을 소변으로 배출되도록 한다. 혈액 검사와 소변 검사로 확인하는 사구체여과율이 곧 신장 기능을 평가하는 검사 지표이다.

신장 기능은 심장의 혈액 추동 기능의 영향을 받는다. 심장 기능이 저하되면 신장 기능도 떨어진다. 불량한 수면 습관, 수면장애, 많은 스트레스는 심장에 부하를 주게 된다. 이 상황들이 지속되면 신장 기능에도 영향을 주어 당뇨병 합병증으로 연결될 수 있다.

신장은 몸에서 만들어진 노폐물들을 소변으로 배출시켜 몸에 독소가 쌓이지 않도록 한다. 간은 입으로 들어온 음식을 해독하고 에너지를 만드는 대사 기능을 담당한다. 신장 기능이 손상되어 독소 배출이 되지 않으면 BUN 혈액요소질소이 쌓여서 요독 증상이 발생한다. 당뇨병 환자가 혈당을 낮추기 위해 탄수화물 섭취를 제한하고 단백질 위주의 식사를 할 때 BUN이 증가할 수 있다. 요소는 간에서 생성되므로 BUN은 간의 기능에도 영향을 받는다. 따라서 당뇨병 환자에게 간 문제가 있거나 지나친 단백질 위주의 식사를 한다면 그로 인해 신장 기능 문제가 발생할 수 있다.

신장 기능은 노화가 진행되면서 자연스럽게 저하가 나타난다. 고령의 당뇨병 환자에서 발생한 신장 기능 저하를 당뇨병 합병증으로만 진단하기는 어렵다. 신장 기능 저하로 부종이 생기거나 요독 증상을 보이는 환자라면 다른 장부의 기능도 함께 고려해야 한다. 당뇨병성 신장 기능 저하를 예방하기 위해서는 심장, 간의 건강과 함께 골고루 음식을 섭취하는 관리가 필요하다.

당뇨병의 원인이 된 몸의 장부 문제가 지속되어 발생하는 합병증

우리 몸의 전체를 구성하는 각 부분들장부, 기관, 조직 등은 서로 밀접한 관련을 지니고 있어 분리시킬 수 없다. 이러한 유기적인 시스템 가운데 일부에서 문제가 발생하면 다른 부분에도 영향을 미치게 된다. 이 과정에서 혈당 조절 기능도 영향을 받아 당뇨병이 발생하게 된다. 원인이 된 문제를 관리하지 못하고 당뇨병의 상태가 오랜 기간 지속되면 다양한 합병증들이 나타날 수밖에 없다.

혈당은 간의 에너지 대사 기능, 심장의 혈액 순환 기능, 폐의 호흡과 전해질 균형 기능, 신장의 여과와 재흡수 기능의 영향을 받는다. 이들 장부 기능의 문제가 지속되면 다음과 같은 합병증들이 나타날 수 있다.

심장과 폐의 열熱

열에 의한 몸의 손상이 발생한다. 몸의 상부에 열과 관련한 증상이 나타난다. 고혈압 및 뇌혈관, 심혈관 질환이 생기기 쉽다. 입 마름과 피부 건조 등 구강과 피부 조직의 문제가 동반된다.

간의 열熱

간염, 지방간 등이 발생할 수 있다. 눈에 혼탁 증상을 유발하여 안압이 상승될 수 있다. 망막변성, 백내장, 녹내장 등을 유발할 수 있다.

위장, 췌장의 열熱

소화기 증상을 유발한다. 위벽이 손상될 수 있다. 울렁거림, 구토, 설사, 변비 등이 나타날 수 있다. 부적절한 음식의 과잉 섭취로 이어져서 비만이나 이상지질혈증을 동반할 수 있다.

신장 기능 저하

당뇨병성 신장 기능 저하는 심각한 합병증이다. 여과 기능에 문제가 생겨 단백뇨가 발생하고 빈혈, 피부 색소 침착 등 온몸에 걸친 영양실조 증상이 나타날 수 있다. 부종, 배뇨장애, 방광염, 요실금 등이 나타나기도 한다.

잘못된 관리로 인해 생기는
당뇨병 전변증

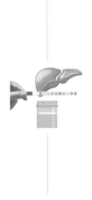

당뇨병 합병증은 당뇨병이 계속 진행되거나, 당뇨병의 원인이 해결되지 않고 시간이 지나면서 함께 나타나는 증상을 말한다. 당뇨병 전변증은 당뇨병을 관리하는 과정에서 몸의 변화가 나타나 생긴 문제를 말한다.

1610년에 쓰여진 한의서 《동의보감東醫寶鑑》에는 오늘날 당뇨병의 증상에 해당하는 '소갈消渴'과 '소갈전변증消渴傳變證'에 대한 기록이 있다.

《동의보감東醫寶鑑 잡병편雜病篇》〈소갈전변증消渴傳變證〉 ─────

"消渴之疾未傳, 能食者, 必發腦疽背瘡, 不能食者, 必傳中滿鼓脹, 皆爲不治之證. 張潔古老人分而治之, (중략) 上中旣平, 不復傳下

消矣."〈東垣〉

　"소갈병이 아직 다른 병으로 전해지지 않았을 때 잘 먹는 사람은 반드시 뇌저(腦疽)나 배창(背瘡)이 생기고, 잘 먹지 않는 사람은 반드시 중만(中滿)이나 고창(鼓脹)이 생기는데 모두 치료하기 어려운 증상이다. 장결고(張潔古)가 이를 구분하여 치료하였더니, 상소(上消)나 중소(中消)가 낫고 하소(下消)로 전해지지 않았다."

　☞ 당뇨병 환자가 지나치게 잘 먹거나 못 먹을 때 생기는 문제에 대해 이야기했다. 생활 관리가 잘못되어 생기는 전변증은 치료가 어렵다고 하였다.

　"或曰末傳癰疽者何也. 此火邪勝也. 其瘡痛甚而不潰或赤水者, 是也. 末傳中滿者何也. 如上消中消制之太急寒藥傷胃, 久而成中滿之疾, 所謂上熱未除. 中寒復生也."〈東垣〉

　"어떤 사람이 '(소갈의) 말기에 어떻게 옹저(癰疽)가 되는가?' 물었다. 이는 화사(火邪)가 성하기 때문이다. 이 옹저는 몹시 아프고 터지지 않고 벌건 진물이 나오기도 한다. '(소갈의) 말기에 어떻게 중만(中滿)이 되는가?' 상소(上消), 중소(中消)일 때 너무 급하게 억제하려고 성질이 차가운 약을 쓰면 위가 상한다. 오래되면 중만이 된다. 상초(上焦)의 열이 아직 없어지지 않는데 중초(中焦)에 찬 기운이 다시 생겼기 때문이다."

　☞ 전변증이 어떻게 생기는 지에 대해 이야기했다. 치료 시기와 치

료 강도, 약이 적절하지 않으면 전변증이 발생한다고 하였다.

당뇨병 환자들이 혈당을 조절하기 위해서 하는 행동들이 전변증을 유발하여 당뇨병 관리를 더욱 어렵게 할 수 있다. 예를 들어 저혈당증은 앞에서 급성합병증으로 분류하였다. 하지만 원인을 살펴보면 무리한 혈당 관리로 인해 나타난 전변증으로 보아야 할 것이다.

혈액 속에 인슐린 농도가 높아서 발생하는 증상도 대표적인 당뇨병 전변증이다. 인슐린은 몸의 상황에 따라 분비량이 조절된다. 성인 당뇨병 환자의 95% 이상은 인슐린 분비가 정상적인 2형 당뇨병이다. 그러나 혈당을 낮추기 위해 인슐린 분비를 늘리는 당뇨약을 복용하고, 인슐린 주사를 투여하는 것이 과하면 혈액 내 인슐린 농도가 높아지게 된다. 이로 인해 혈당이 지나치게 지방으로 전환되어 저장이 이루어지면 간에 지방이 쌓여 지방간이 생기게 된다. 고혈압, 이상지질혈증, 소화 기능 이상 등의 문제가 발생할 수 있다.

혈당을 낮추기 위해 복용하는 당뇨약은 혈당을 올린 원인을 치료하는 약이 아니다. 혈당이 높아서 발생할 수 있는 합병증의 위험을 줄이고자 하는 것이다. 그러나 당뇨약의 기전에 따라 지방간, 속 울렁거림, 구토, 복부팽만감, 변비, 설사, 두통, 피부 발진, 간 기능 이상, 신장 기능 이상, 당뇨 발 등 다양한 증상이 나타나는 것은 전변증에 해당한다.

당뇨병이 오래되면 당뇨병을 유발한 원인이 해결되지 않아서 생긴 합병증인지 당뇨병을 관리하는 과정에서 발생한 전변증인지 환자가 스스로 구분하기가 쉽지 않다. 그러나 당뇨병을 치료하고 건강을 회복하기 위해서는 증상을 구분하고 원인을 치료하는 것이 필요하다. 결국 당뇨병의 악화와 합병증, 전변증을 예방하기 위해서 제일 중요한 것은 혈당이 상승하게 된 몸의 문제, 요당이 나오게 된 문제를 찾아서 바로 잡고 잘못된 생활 습관을 교정하는 것이다.

"매일 먹지만
잘 알지 못해요"

당뇨약, 고혈압, 이상지질혈증

매일 복용하는 양약이 있는가? 하루의 어느 때 몇 알을 복용하는지 설명할 수 있는가? 약마다 복용하는 이유약의 용도를 알고 있는가? 약마다 나타날 수 있는 부작용은 알고 있는가? 약국에서 받은 약 봉투를 갖고 있다면 한번 꺼내서 확인해보자. 앞 질문들의 답이 있을 것이다.

그런데 복용하는 양약이 내 몸에서 어떻게 작용을 하는지 약의 기전을 알고 있는가? 이 질문에는 아마 대답하기 어려울 것이다.

당뇨병을 오래 앓아 온 환자들의 양약 처방전 내용은 시간이 지날수록 변화가 생긴다. 새로운 성분의 약이 추가되고, 용량이 늘어나는 일이 흔하다. 우리나라 국민건강보험공단의 자료에 따르면 당뇨병 환자 중 한 가지의 당뇨약만 복용하는 비율이 2002년에는 41.4%였고, 2019년에는 22.2%라고 한다. 당뇨약을 두 가지 이상 복용하는 비율은 같은 기간 동안 58.6%에서 77.8%로 증가했다.

당뇨병과 고혈압, 고콜레스테롤혈증을 동반한 환자도 증가하고 있다. 우리나라 30세 이상 당뇨병 인구에서 고혈압을 동반한 비율은 2013~2016년 기준 55.3%였으나 2019~2020년 기준 58.6%로 증가했다. 당뇨병과 고콜레스테롤혈증을 동반한 비율은 같은 기간 동안 34.9%에서 76.1%로 증가했다.

시간이 갈수록 당뇨병 환자들이 더 많은 당뇨약과 더 많은 대사 관련 약을 복용하고 있는 것이다. 복용하는 약이 많을수록 몸에 미치는 영향이 많아진다. 부작용 또한 높아질 것이다. 부작용에 대처하기 위한 약까지 처방받으면 약 개수는 더욱 늘어난다. 당뇨약, 고혈압약, 콜레스테롤약을 복용하고 있다면 이 장의 설명들을 꼭 천천히 읽어보길 바란다. 낯선 단어가 많아 어렵겠지만 최대한 이해하기 쉽도록 설명해 보았다.

효과와 부작용이 제각기 다른
당뇨약, 인공인슐린

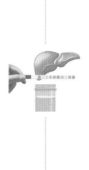

2019년 기준 우리나라에서 당뇨병 환자들에게 처방하고 있는 당뇨약들을 요약한 표이다.

분류	성분 계열	제품 예시
인슐린 분비 촉진제	설포닐우레아(Sulfonylurea)	아마릴정, 글리멜정, 디아미크롱정
	메글리티나이드(Meglitinide)	노보넘정, 글리톤정
	DPP-4 저해제(Dipeptidyl peptidase-4 inhibitor)	자누비아정, 가브스정, 제미글로정, 테넬리아정
인슐린 작용 증진제	비구아나이드(Biguanide)	다이아벡스정, 글루코파지정
	티아졸리딘다이온/글리타존 (TZD(thiazolidinedione)/ Glitazone)	(아반디아*) 액토스정, 듀비에정
당 흡수 지연제	알파글루코시다아제 저해제 (α-Glucosidase inhibitor)	글루코바이정, 베이슨정, 미그보스필름코팅정
SGLT-2 저해제(Sodium-glucose cotransporter 2 inhibitor)		포시가정, 자디앙정
GLP-1 유사체(수용체 작용제) (Glucagon-like peptide-1 receptor agonist)		트루리시티, 리벨서스정, 오젬 픽프리필드(삭센다**)
인슐린 주사제 (Recombinant Insulin)	인슐린 유사체 속효성	노보래피드, 휴마로그
	인슐린 유사체 지속형	트레시바플렉스, 란투스

*   심장발작과 뇌졸중 위험으로 인해 EMA(유럽의약품청), FDA(미국식품의약청)에서 판매 금지가 내려졌다.

** 당뇨약으로 개발된 성분이지만 비만 치료제로 사용 승인을 받은 제품이다.

인슐린 분비 촉진제

1. 설포닐우레아Sulfonylurea, 설폰요소 제제

설포닐우레아는 췌장의 베타세포의 세포막 바깥에 있는 수용체와 결합한다. 이 결합은 인슐린 과립에서 인슐린 유출을 자극하므로 인슐린 분비가 촉진된다. 인슐린 분비 촉진으로 직접 혈당을 낮추는 작용

109

4장 "매일 먹지만 잘 알지 못해요" 당뇨약, 고혈압, 이상지질혈증

을 하고, 이차적으로 간의 포도당 생산 감소를 유발하여 혈당을 내리기도 한다.

대표적인 부작용은 저혈당증이다. 오심, 구토, 위장 불편, 변비 등의 소화기 장애와 두통, 피부 발진을 유발할 수 있다. 고인슐린혈증에 의한 지방간, 이상지질혈증, 고혈압이 발생할 수 있다.

2002년부터 2009년까지 우리나라 당뇨병 환자에게 가장 많이 처방된 당뇨약이다. 2010년부터 2014년은 비구아나이드 제제에 이어 두 번째로 많이 처방되었다. 이후 현재까지는 비구아나이드 제제, DPP-4 저해제에 이어 세 번째로 많이 처방되고 있다. 참고로 설포닐우레아의 부작용인 저혈당을 염려하여 개발된 당뇨약이 DPP-4 저해제이다.

이 약물의 혈당 강하 효과는 매년 5~7% 정도 감소된다. 약 10년이 지나면 인슐린 저항성이 증가하여 다른 당뇨약을 추가하게 된다. 인슐린 분비를 촉진하여 분비량을 늘리는 약이므로 췌장의 인슐린 분비 능력이 떨어지는 1형 당뇨병이나 인슐린 분비 능력을 많이 상실한 2형 당뇨병에선 효과가 없다.

임산부, 수유부, 심한 간 기능 장애 또는 신 기능 장애가 있는 경우, 설포닐우레아 제제에 대한 부작용이 있는 경우, 수술 전후나 심한 감염, 스트레스, 외상, 케톤산혈증, 고삼투성 혼수 등의 경우에는 사용해선 안 된다.

설포닐우레아에 속하는 성분은 글리메피리드Glimepiride, 글리피지드 Glipizide, 글리클라지드Gliclazide 등이 있으며 대표적인 제품은 아마릴정, 글리멜정, 디아미크롱정 등이다.

2. 메글리티나이드Meglitinide 제제

메글리티나이드를 비非 설폰요소제, 글리나이드라고도 표현한다. 글리나이드는 췌장의 베타세포의 세포벽에 있는 ATP 의존성 칼륨채널을 차단시킨다. 칼륨채널이 차단되면 탈분극이 발생하여 칼슘채널이 열리고 칼슘이 유입된다. 이로 인해 인슐린이 분비된다. 설포닐우레아와 마찬가지로 인슐린 분비를 늘리는 약이다.

작용 속도가 빠르고 작용 시간이 짧기 때문에 식사 직후 혈당 조절에 사용한다. 사용의 불편함으로 인해 많이 처방되는 당뇨약은 아니지만 설포닐우레아를 복용할 수 없는 경우에 처방할 수 있다. 두 약물은 함께 사용하지 않는다.

췌장의 인슐린 분비 기능이 떨어져 있다면 효과가 없다. 설포닐우레아와 기전이 같으므로 저혈당과 체중 증가의 부작용이 있다.

메글리티나이드에 속하는 성분은 미티글리나이드Mitiglinide, 나테글리나이드Nateglinide, 레파글리나이드Repaglinide 등이 있으며 대표적인 제품은 노보넘정, 글리톤정 등이다.

3. DPP-4 저해제Dipeptidyl peptidase-4 Inhibitor

소장에서 분비하는 호르몬인 인크레틴Incretin은 혈당의 양에 따라 인슐린 분비를 조절한다. DPP-4 효소는 인크레틴의 활성을 억제해서 인슐린 분비를 낮추게 된다. DPP-4 저해제는 DPP-4 효소를 저해하여 인크레틴의 활성을 지속시키고 결과적으로 인슐린 분비를 증가시킨다.

우리나라에서 2008년부터 처방하기 시작했다. 대표적인 인슐린 분비 촉진제인 설포닐우레아보다 저혈당 등의 부작용이 적어 그 자리를 대체해가고 있다. 2015년부터 현재까지는 비구아나이드 제제에 이어 두 번째로 많이 처방되는 당뇨약이다.

부작용으로는 흔하게 비인두염, 두통이 있으며 시타글립틴 성분의 경우 췌장염 위험이 있다.

DPP-4 저해제에 속하는 성분은 시타글립틴 Sitagliptin, 빌다글립틴 Vildagliptin, 제미글립틴 Gemigliptin 등이 있으며 대표적인 제품은 자누비아정, 가브스정, 제미글로정, 테넬리아정 등이다.

인슐린 작용 증진제

1. 비구아나이드 Biguanide 제제

비구아나이드는 개발된 지 가장 오래된 당뇨약이다. 현재까지도 미국과 우리나라에서 사용하는 당뇨약 중 가장 기본으로 권장하는 약이며 실제로 가장 많이 처방된다. 두 가지 성분을 합성한 복합성분 당뇨약은 대부분 이 약물을 다량으로 포함하고 있다.

간에서 포도당이 새로 만들어지는 것을 억제하는 작용이 대표적인 기전이다. 간에서 만들어진 포도당은 혈액으로 분비되는데 비구아나이드가 이를 억제하여 혈당을 낮춘다. 말초에서 인슐린 저항성을 개선한다고도 알려져 있다.

부작용으로 복부팽만감, 구토, 설사가 나타날 수 있으며 간에 저장된 당의 분해를 억제하므로 식욕이 증가되지 않게 되어 체중이 감소하는 경우가 있다. 당뇨병성 케톤산증, 간 질환자, 신부전증, 알코올중독자, 임산부 등에겐 사용할 수 없다.

비구아나이드 성분에는 메트포르민Metformin이 있으며 대표적인 제품은 다이아벡스정, 글루코파지정 등이다.

2. 티아졸리딘다이온/글리타존 TZD Thiazolidinedione/Glitazone 제제 ———

유전자 전사를 통해 지질대사에 관여하고 결과적으로 혈당 강하의 효과를 보인다. 지방 산화에 작용하고 지방을 재분배하여 체지방 증가, 체중 증가가 나타날 수 있다. 체액 저류로 인해 부종이 생길 수 있어 심부전 환자와 간 질환자에게 사용할 수 없다. 간 수치를 높인다는 연구 결과가 있어 간 기능 평가의 추적이 필요하다.

비교적 최근에 개발된 약이다. 성분에는 피오글리타존Pioglitazone, 로베글리타존Lobeglitazone이 있으며 대표적인 제품은 아반디아, 액토스정, 듀비에정 등이 있다. 아반디아는 심장발작과 뇌졸중 위험이 높게 보고되어 유럽, 미국에서 판매 금지 처분이 내려졌고 이어서 우리나라에서도 판매가 중단되었다.

미국심장협회AHA, American Heart Association와 심부전학회HFSA, Heart Failure Society of America는 '제2형 당뇨병 및 심부전 동반 환자 관리 전략 성명'을 통해 심부전을 동반한 당뇨병 환자에게 티아졸리딘다이온계 당뇨약을 처방하지 말아야 한다고 발표했다. 우리나라에서는 2015년부터 현재까지 네 번째로 많이 처방하는 당뇨약이다.

당 흡수 지연제

당 흡수 지연제에는 알파글루코시다아제 저해제 α-Glucosidase Inhibitor 가 있다. 우리가 섭취한 탄수화물 다당류은 소화 과정 속에서 분해되어 이당류가 되고 최종적으로 포도당 단당류로 분해되어 소장에서 흡수된 다. 알파글루코시다아제는 이당류를 단당류로 분해하는 효소이다. 알파글루코시다아제 저해제가 당 분해를 억제하여 식후혈당 상승이 완만해지게 된다.

부작용으로 복부 팽만, 설사, 잦은 방귀, 복통 등이 있다. 부작용 때문에 이 약물과 소화제, 제산제를 함께 복용하면 효과가 감소한다. 염증성 장 질환, 장 궤양, 장관 폐쇄가 있는 환자는 사용할 수 없다. 2010년까지는 설포닐우레아, 비구아나이드에 이어 많이 처방되었으나 현재는 거의 처방되지 않고 있다.

성분으로는 아카보스 Acarbose, 미글리톨 Miglitol, 보글리보스 Voglibose 가 있으며 대표적인 제품은 글루코바이정, 베이슨정, 미그보스필름코팅정 등이다.

SGLT-2 저해제 Sodium-glucose cotransporter 2 Inhibitor

온몸을 순환한 혈액은 신장의 사구체에서 걸러진다. 분자 크기가 큰 단백질은 걸러지지 않고, 포도당은 걸러져서 여과액에 포함된다. 여과액은 세뇨관을 지나는데 포도당은 이 과정에서 혈액으로 다시 흡수된다. SGLT-2는 나트륨Sodium와 포도당Glucose를 수송하는 효소이다. 이 효소를 저해하면 나트륨과 포도당의 재흡수가 이루어지지 않고 소변으로 빠져나가게 된다. 따라서 혈당이 내려간다.

재흡수되어야 할 미네랄과 영양소를 소변으로 배출시키기 때문에 다양한 증상과 부작용이 나타날 수 있다. 우선 소변량과 소변 횟수가 늘어나게 되고 체중 감소가 나타날 수 있다. 구역, 구토, 복통, 심한 피로감, 근육통, 체온 저하, 저혈당, 호흡 곤란 등이 나타날 수 있다. 요로감염, 요로성 패혈증, 신우신염도 부작용 중 일부이다.

약물의 허가사항에 하지 절단 위험, 회음부 괴저, 생식기감염 위험을 고지하도록 되어 있다. 우리나라에서는 2010년대 중반부터 판매가 시작된 이후 꾸준히 처방비율이 높아지고 있다.

성분으로는 다파글리플로진Dapagliflozin, 엠파글리플로진Empagliflozin 등이 있으며 대표적인 제품은 포시가정, 자디앙정 등이다.

다양한 부작용에도 불구하고 2014년 우리나라에 처음 등장한 SGLT-2 저해제의 처방비율은 약 5년 동안 열여덟 배나 증가했다. 2023년 현재는 최초의 제품인 포시가정의 물질 특허가 만료되며 200여 종이 넘는 제네릭 의약품복제약이 출시되었다. 더 많은 환자들이 SGLT-2 저해제를 처방받게 될 것이라고 예상할 수 있다.

SGLT-2 저해제에 대해 잊지 말아야 할 것은 소변으로 당을 일부러 배출시킨다는 점이다. 우리의 몸은 소변으로 혈당을 내보내지 않도록 타고났다. 음식으로 섭취한 포도당이라는 에너지원을 잘 저장하고, 적절하게 꺼내어 사용하고, 남은 것은 재활용하는 대사를 온전하게 해야 건강하다고 말할 수 있다. 소변으로 혈당이 배출되면서 몸의 불편 증상들이 나타났고 그 환자들을 진료하며 Diabetes Mellitus당뇨병이라는 질환명이 생겨났다.

앞서 설명했듯 SGLT-2라는 효소는 세뇨관에서 나트륨과 포도당을 재흡수하는 방향으로 운반한다. SGLT-2 저해제는 나트륨과 포도당의 재흡수를 막고 소변으로 빠져나가도록 한다. 나트륨은 수분을 끌어당긴다. 나트륨이 소변으로 빠져나가면 몸의 수분량도 줄어드는 경향을 보인다. 그 결과 혈압이 떨어진다. 그래서 SGLT-2 저해제의 효과로 심장과 신장 보호를 말하기도 한다. 하지만 신장 기능 저하가 있는 환자에겐 사용하면 안 되고 신우신염의 위험이 높다.

SGLT-2 저해제로 개발된 최초 제품의 특허가 만료되고 수많은 복제약이 한꺼번에 시장에 등장하면서 이 약을 당뇨병을 해결할 신약이라고 보노하는 기사도 심심찮게 보이고 있다. 하시만 실세 혈당을 떨어뜨리는 효과는 설포닐우레아인슐린 분비 촉진제나 메트포르민인슐린 작용 증진제에 비해 약하다고 한다. 당화혈색소가 7.5% 이상이어야 보험으로 단독 처방이 가능하며, 보통 병행요법으로 사용되고 있다. 당뇨병 환자들이 무서워하는 혈당 상승을 감소시킬지는 몰라도 우리의 생명을 위해 사용되어야 하는 몸의 구성성분을 몸 밖으로 배출시키는 약의 기전에 대해서는 환자들 스스로도 비판적인 시각으로 살펴보길 바란다.

GLP-1 유사체 수용체 작용제 Glucagon Like Peptide-1 Receptor Agonist

장에서 분비하는 호르몬을 인크레틴이라고 한다. GLP-1은 인크레틴의 한 종류이다. 인크레틴이 활성되면 인슐린 분비가 증가한다. 인크레틴은 DPP-4 효소의 작용에 의해 활성이 억제된다. 앞서 설명한 DPP-4 저해제는 인슐린 분비를 촉진하는 인크레틴의 활성이 지속되도록 DPP-4 효소를 억제하는 것이다. 최근에는 인크레틴의 효과를 직접적으로 이용하기 위해 GLP-1 유사체, GLP-1 수용체 작용제가 개발되고 있다.

혈당을 낮출 뿐 아니라 체중 감소의 효과가 있다. 뇌의 수용체와 결합하여 식욕을 억제하고, 위장의 연동운동을 늦춰 음식물이 장내에 오래 머물도록 하여 포만감을 지속시킨다.

GLP-1 유사체는 아미노산이 결합한 펩티드의 형태이다. 위장에서는 흡수되지 않고 소장에서는 아미노산으로 분해되어 버린다. 따라서 현재까지 개발된 약물들은 대부분 복용하는 것경구용이 아니라 주사제이다. 성분으로는 리라글루티드Liraglutide, 세마글루티드Semaglutide 등이 있으며 대표적인 제품은 트루리시티, 오젬픽, 리벨서스정 등이다. 리라글루티드 성분의 삭센다, 세마글루티드 성분의 위고비 등의 주사제는 당뇨약이 아닌 비만 치료제로 허가받아 처방되고 있다.

부작용으로는 구토, 설사, 소화불량이 유발될 수 있으며 여러 연구들에서 췌장염, 췌장암, 담낭과 담도 질환 위험성이 제기된 바 있다.

날이 갈수록 더 우수한 품질의 의약품이 개발되고 있을까? 안타

깝게도 현실을 보면 당뇨병에 사용하는 약은 그렇지 않은 것 같다. SGLT-2 저해제와 GLP-1 유사체는 가장 최근에 개발된 약들임에도 불구하고 안전성 논란이 크다. 앞서 SGLT-2 저해제를 설명하며 주의 사항을 덧붙였다. GLP-1 유사체에 대해서도 좀 더 살펴보자.

GLP-1 유사체는 당뇨병에 쓰는 것보다도 비만 치료제로 더 큰 관심을 받고 있다. 테슬라의 최대 주주로 유명한 일론 머스크 등 세계적인 유명 인사들이 이 약을 사용하여 체중을 감량했다고 밝혔다. 그런데 어떻게 체중 감량을 시킬 수 있는 것일까? 식욕 조절에 관여하기 때문이다. 어떻게 식욕 조절에 관여를 하는 것일까? 식욕 조절과 관련이 있는 뇌의 영역들에 작용하기 때문이다. 즉 GLP-1 유사체는 뇌에 작용함으로써 식욕을 억제하여 체중 감량의 효과를 내는 약물이다. 그리고 2023년 7월, 그와 관련이 있을 것으로 의심되는 안전성 문제가 수면 위로 떠올랐다. 바로 '자살 충동, 자해' 위험이다. 먼저 유럽 의약품청EMA, European Medicines Agency이 GLP-1 유사체 투여 후 자살 충동과 자해가 보고된 사례를 바탕으로 검토에 나섰으며, 이어서 영국 의약품건강관리제품규제청MHRA, Medicines and Healthcare products Regulatory Agency이 관련한 조사를 시작했다고 밝혔다. 미국에서는 이전부터 GLP-1 유사체를 비만에 사용할 경우 자살 충동 경고를 표시하고 있다. 그러나 이번 조사들은 비만 치료에 비해 용량을 적게 사용하는 당뇨 치료제에서도 안전성을 검토하기로 한 것이다.

또한 유럽에서는 이미 GLP-1 유사체들에 대해 갑상선암 위험을 표시하도록 하고 있다. 가장 흔한 부작용인 위장장애는 탈수를 유발할 경우 급성신부전으로 이어질 수 있으며, 위 배출 지연이 발생할 수 있어 미국마취과학회American Society of Anesthesiologists에서는 수술일에 환자가 GLP-1 유사체를 사용하지 못하도록 하고 있다. 혈당 조절과 관련한 부작용으로는 당뇨병성 망막병증의 발병률을 높인다는 보고도 있다.

서양의학에서 혈당을 떨어뜨리기 위한 약물을 개발해온 지가 100여 년이 되었다. 메트포르민과 합성인슐린이 비슷한 시기인 1920년대에 개발되었다고 알려져 있다. 여전히 2형 당뇨병 환자들에게 가장 우선적이며 기본적으로 권장하는 약은 메트포르민이며 합성인슐린 투여는 혈당 관리의 종착지로 여겨진다. 시장에 나온 지 15년도 되지 않은, 가장 최신의 연구와 기술이 녹아들었을 SGLT-2 저해제와 GLP-1 유사체는 계속해서 안전성 문제가 보고되고 있다. 당뇨병 환자라면 당뇨약의 기전과 부작용에 대해 관심을 가지는 것이 스스로의 건강을 지키는 방법일 것이다.

복합제제 당뇨약

우리나라 당뇨병 환자 중 당뇨약을 복용하는 사람이 10명이라면 8명 가량이 두 가지 이상의 성분을 복용하고 있다. 하지만 실제로 복용하는 약의 개수는 그보다 적은 경우가 많다. 1알에 두 가지 성분을 담는 복합제제 처방이 많기 때문이다.

자신이 복용하는 약이 복합제제인지는 약의 용량 표시를 보면 쉽게 확인할 수 있다. '10/850mg', '20/1000mg' 등 2개의 숫자로 구분하여 용량을 표시한 것이 복합제제다. 많이 처방되는 제품들은 주로 인슐린 분비 촉진제 설포닐우레아, DPP-4 저해제와 인슐린 작용 증진제 메트포르민, TZD를 합성한 것들이다.

복합제제를 복용하고 있다면 성분을 확인하고 해당하는 각각의 설명을 참고하길 바란다.

인슐린 주사제 Recombinant Insulin

Recombinant Insulin이란 유전자를 재조합해서 만든 인공인슐린을 말한다. 단백질이기 때문에 복용할 경우 위장에서 분해되므로 인공인슐린은 피하주사로 투여한다. 인슐린 펌프에도 인공인슐린을 사용한다.

인슐린 분비가 부족한 1형 당뇨병 환자는 인슐린 투여가 필요하다. 인슐린 분비 기능이 떨어진 2형 당뇨병 환자, 고혈당으로 합병증이 우려되는 경우, 경구혈당강하제 당뇨약로 혈당 관리가 곤란한 환자에게도 사용한다.

작용 시간에 따라 속효성과 지속형으로 나뉜다. 속효성은 작용 시간이 빠르므로 케톤산증이나 고혈당증의 응급상황에서는 정맥주사로 사용하기도 한다. 지속형은 장시간 작용하므로 지속적인 저혈당 작용이 발생할 수 있다. 투여 용량과 주사 부위, 혈액 공급 상황, 온도, 신체 활동 등이 작용 시간에 영향을 미칠 수 있다.

인슐린 주사제의 대표적인 부작용은 저혈당증이다. 전형적인 증상으로 춥고 땀이 나며, 가슴이 심하게 뛰고, 손발이 떨릴 수 있으며 공복감, 두통, 나른함, 탈력감이 동반되기도 한다. 저혈당은 응급상황이므로 방치하면 혼수, 사망에 이를 수 있다. 다른 부작용으로는 주사 부위에 지방 위축, 비대 등 피부 변성과 알레르기 반응, 멍이 생길 수 있다. 부종과 체중 증가가 나타날 수 있다.

인슐린 펌프는 신체에 부착한 기계를 통해 인공인슐린을 투여하는 방식이다. 투여할 때마다 주삿바늘을 찌르지 않고 이미 부착한 상태에서 버튼으로 주입을 쉽게 조작할 수 있다.

하지만 인슐린 주사보다 많은 관리가 필요하다. 펌프 작동법을 숙지해야 하고 음식량에 따른 인슐린 용량을 스스로 계산할 줄 알아야 한다. 펌프의 경고음이 울린다면 어떤 상황에 있더라도 즉시 바늘이나 관을 교환해주어야 한다. 소량의 인슐린을 주입하기 때문에 인슐린 공급이 중단되는 것에 민감하여 케톤산혈증이 빠르게 발생할 수 있다.

당뇨병 환자가 알아야 하는
혈압 상식

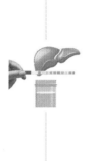

혈압이란 혈액이 혈관 벽에 가하는 힘을 말한다. 심장이 온몸의 조직들로 혈액을 보내는 힘이 혈압이므로 어느 정도 힘이 있어야 건강한 상태일 것이다.

고혈압이란 혈압이 만성적으로 높은 상태를 말한다. 심장이 수축하여 혈액을 쥐어짤 때의 압력을 수축기 혈압이라고 하고, 심장이 이완되어 혈액을 받아들일 때의 압력을 이완기 혈압이라고 한다. 고혈압은 수축기 혈압이 140mmHg 이상 또는 이완기 혈압이 90mmHg 이상일 때로 정의하고 있다.

고혈압은 왜 생길까?

고혈압 환자의 95%는 원인이 명확하지 않다. 명확한 원인이 있는 고혈압을 속발성 고혈압이라고 하고, 원인이 명확하지 않은 고혈압을 본태성 고혈압이라고 하는데 95%는 본태성에 해당한다.

명확한 원인을 모르지만 보편적인 원인은 추정할 수 있다. 바로 스트레스, 수면의 질 저하, 운동 부족 등의 생활 습관 문제이다. 스트레스와 수면장애처럼 뇌가 더 많은 혈액을 요구하도록 만드는 상황은 심장의 압력, 혈압을 높인다. 인스턴트식품, 가공식품을 많이 섭취하거나 운동 부족으로 혈액 순환이 떨어지거나 심혈관의 긴장도가 올라가면 심장이 혈액을 각 조직으로 보낼 때 더 많은 압력을 필요로 하게 된다.

그런데 같은 생활 습관에도 고혈압이 생기지 않는 사람이 있다. 이는 개인마다 다른 장부 기능의 상황이 있기 때문이다. 같은 생활 환경에서 심혈관계가 약한 사람과 소화기계가 약한 사람은 각기 다른 질병이 발생할 수 있다. 잘못된 생활 습관이 지속되지만 고혈압이 발생하지 않았다고 해서 더 건강한 것은 아니라는 점과 다른 질병이 발생할 수도 있다는 것은 알고 있어야 한다.

생존을 위한 혈압 상승에 대처해야 하는 이유

잘못된 생활 습관이 원인이든 장부 기능의 문제가 있든 혈압이 올라

간다는 것은 혈액을 필요로 하는 뇌와 온몸의 조직들에 심장이 혈액을
알맞게 보내기 위한 상황이다.

　뇌는 심장으로부터 혈액을 공급받아야 정상 기능을 할 수 있다. 스
트레스나 수면장애로 뇌세포가 과로하면 더욱 많은 혈액이 필요하다.
반면 심장과 혈관은 많은 혈액을 추동하는 과정에서 긴장도가 높아지
거나 약해지게 된다. 하지만 뇌로 혈액을 잘 공급해주는 것이 중요하
므로 혈압이 올라가게 된다. 만약 혈압이 올라가지 못하면 뇌로 혈액
공급이 충분하지 못해 뇌 기능에 문제가 생길 수 있다. 마찬가지로 다
른 조직들에도 혈액 공급이 알맞게 이루어지지 않으면 문제가 발생할
수 있다.

　그런데 혈압 상승이 지나치면 뇌혈관의 출혈을 일으킬 수 있다. 이
때문에 혈압이 계속 상승한다면 관리가 필요하다. 다만 혈압이 한순간
높게 측정되었다고 해서 바로 약물 복용을 시작하는 것은 지양해야 한
다. 평소 혈압이 정상인데 하루 이틀 피곤하고 스트레스가 심하면 잠
시 혈압이 정상범위를 벗어날 수 있다. 건강한 사람이 어느 때의 건강
검진에서는 혈압이 높게 측정될 수도 있다. 이런 경우에는 최근의 상
황을 살펴보아야 한다.

　수면이 부족한 상황, 스트레스가 지속된 상황은 없었는지 야근이나
야식, 음주가 잦았던 것은 아닌지 오랜 기간 신체 활동이 부족했던 것
은 아닌지 등을 살펴보아야 한다. 잘못된 생활 습관을 개선하는 것을
약물 복용보다 우선해야 한다.

또한 생활 습관의 변화가 크지 않은데 나이가 들면서 몸의 기능 저하가 나타남에 따라 혈압이 상승할 수도 있다. 젊을 때는 몸의 장부들이 건강해서 생활 상태가 좋지 않음에도 건강이 유지될 수 있었지만 나이가 들면서 혈압에 변화가 생기는 것이다. 이때에도 역시 약물 복용보다 건강 관리를 우선으로 고려해보아야 한다.

혈압약을 복용하면 혈압이 잘 떨어지는데 왜 생활 관리가 우선일까?

혈압 상승은 뇌혈관이 터지는 뇌출혈을 유발할 수 있다. 뇌출혈의 위험이 높은 경우에는 혈압을 낮추는 약이 필요할 것이다. 하지만 뇌출혈 위험이 매우 낮은 대부분의 고혈압 환자들이 혈압을 낮추는 약을 과용한다면 뇌혈관이 막혀서 생기는 뇌경색이 발생할 수 있다.

뇌출혈과 뇌경색을 포함하는 뇌졸중은 급하게 발생하고 마비의 위험과 사망률이 높아 환자들이 두려워하는 질환이다. 하지만 뇌혈관이 터지는 뇌출혈과 뇌혈관이 막히는 뇌경색의 발병 기전은 서로 반대이므로 고혈압 환자들이 잘 이해해야 한다.

1980년대 전후에는 뇌졸중 가운데 뇌출혈과 뇌경색의 비율이 8:2 수준이었다. 뇌출혈이 더 많이 발생하므로 혈압을 낮추는 약이 도움이 되었다. 하지만 요즘은 뇌출혈과 뇌경색의 비율이 2:8 수준으로 반전되었다. 즉 최근 뇌졸중 환자들의 80%는 뇌혈관이 막히는 뇌경색 환자이고 이들에게는 혈압을 떨어뜨리는 약은 오히려 혈관이 막히는 데에 악화요인으로 작용할 수 있다. 왜냐하면 혈압을 떨어뜨리기만을 위한 약물 복용은 혈액의 흐름을 느리게 하고, 뇌를 비롯한 조직으로의 혈류 공급량을 떨어뜨리기 때문이다. 뇌세포에 혈액 공급이 알맞게 되지 않으면 뇌세포의 노화가 빠르게 진행되어 치매의 위험이 높아진다. 또한 혈압약은 위장출혈 및 소화장애를 유발할 수 있다.

건강을 유지하기 위해 혈압 관리를 해야 한다면 약물 복용 이전에 생활 개선을 하는 것이 선택이 아니라 필수이다.

혈압약의 원리와 부작용

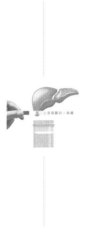

인체의 정상적인 혈압 조절 시스템

혈압약의 원리를 이해하기 위해서는 인체의 정상적인 혈압 조절 시스템의 이해가 필요하다. 혈압 조절 시스템에는 신속하고 순간적인 조절과 장기간의 조절이 있다.

신속하고 순간적으로 혈압을 조절하는 시스템은 압력 수용체와 교감신경계 작용에 있다. 압력 수용체의 신호에 따라 교감신경 반사가 증가하면 혈관이 수축하고 심박출량이 증가된다. 혈관이 수축하고 심박출량이 증가하면 혈압이 올라간다.

장기간의 혈압 조절 기능은 레닌-안지오텐신-알도스테론 시스템

RAAS, Renin-Angiotensin-Aldosterone System 에 있다.

◆ 레닌-안지오텐신-알도스테론 시스템

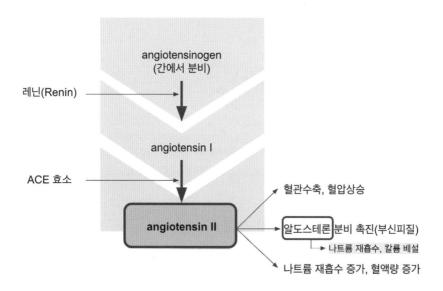

간에서 분비되는 안지오텐시노겐Angiotensinogen 은 신장에서 분비된 레닌 효소에 의해 안지오텐신 I Angiotensin I 로 전환된다. 안지오텐신 I 은 주로 폐에서 분비되는 ACE안지오텐신전환효소 에 의해 안지오텐신 II 로 전환된다.

안지오텐신 II 는 다음의 작용들을 한다. 말초혈관을 수축시켜 혈압을 높인다. 부신피질에서 알도스테론Aldosterone 분비를 촉진시킨다. 나트륨 재흡수와 칼륨 배설을 증가시킨다.

알도스테론은 다음의 작용들을 한다. 나트륨 재흡수를 촉진시켜 수분량을 유지한다. 그 결과 혈액량이 보존되어 혈압을 높인다.

이뇨제 Diuretic

이뇨제는 나트륨과 수분을 소변으로 배출시킨다. 나트륨과 수분 배출이 늘어나면 혈액의 수분량이 줄어들므로 혈압을 낮출 수 있다.

이뇨제의 성분에 따라 급성통풍, 고혈당, 저나트륨혈증, 저마그네슘혈증, 고요산혈증, 저 또는 고칼륨혈증, 저 또는 고칼슘혈증, LDL 콜레스테롤과 중성지방 증가의 부작용이 나타날 수 있다.

베타차단제 BB, β-Blocker

교감신경이 자극되면 부신수질에서 아드레날린 에피네프린 이라는 호르몬이 분비된다. 이 호르몬은 교감신경의 수용체에 작용하여 심장박동수와 심장박출량을 증가시키고 혈관을 수축시킨다. 그 결과 혈압이 올라간다.

베타차단제는 아드레날린이 교감신경의 베타수용체와 결합하지 못하도록 하여 심박출량을 줄이면서 혈압을 내려준다.

혈당 상승, 체중 증가, 당뇨병 발생의 부작용이 있다. HDL 콜레스테롤의 감소와 중성지방의 증가가 나타날 수 있다. 심박수가 느려지고 피로감, 성욕 감퇴, 발기 불능을 유발할 수 있다. 성분에 따라 기관지

수축과 말초혈관 수축이 발생할 수 있다.

안지오텐신전환효소 억제제

ACEI, Angiotensin Converting Enzyme Inhibitor

안지오텐신 I 을 안지오텐신 II 로 전환시키는 안지오텐신전환효소를 차단시켜 말초혈관 저항을 감소시키고 알도스테론 분비를 감소시킨다. 그 결과 혈압이 낮아진다. 당뇨병이 동반될 때 많이 처방되는 혈압약이다.

안지오텐신전환효소는 브라디키닌Bradykinin이라는 폴리펩티드아미노산화합물를 분해하는 기능도 있다. 따라서 안지오텐신전환효소 억제제를 복용하면 브라디키닌이 축적되어 혈관 확장과 기침이 유발될 수 있다.

마른 기침, 고칼륨혈증, 혈관 부종, 두드러기 등의 부작용이 있는 혈압약이다. 태아기형을 유발할 수 있으므로 임산부에게는 사용할 수 없다.

안지오텐신 II 수용체 차단제

ARB, Angiotensin II Receptor Blocker

안지오텐신 II 가 작용하기 위해 수용체에 결합하는 것을 방해하여 혈압을 떨어뜨린다.

안지오텐신전환효소 억제제와 유사하나 브라디키닌 축적이 없으므로 마른 기침은 유발하지 않는다. 임산부에게 사용할 수 없다.

레닌 억제제 Renin Inhibitor

안지오텐시노겐을 안지오텐신 I 로 전환시켜 주는 레닌 효소를 직접 억제하여 혈압을 떨어뜨린다.

기침과 혈관부종, 고칼륨혈증이 유발될 수 있으며 임산부에게 사용할 수 없다.

칼슘통로 차단제 CCB, Calcium Channel Blocker

칼슘은 심장 근육의 수축력 유지, 혈관의 평활근 긴장도 유지에 중요한 역할을 한다. 이 역할을 위해 칼슘은 특수 통로를 통해 근세포로 들어간다.

칼슘통로 차단제는 칼슘 통로에 결합하여 칼슘의 이동을 차단시킨다. 칼슘의 이동이 차단되면 혈관의 평활근이 이완되고 심장 근육의 수축력이 감소하여 혈압을 떨어뜨린다. 또한 부신피질 세포의 칼슘 신호를 차단하여 알도스테론 생성을 직접 감소시킨다.

어지러움, 두통, 말초부종, 변비가 흔하게 발생할 수 있다.

혈관확장제 Vasodilator

혈관의 평활근을 이완시켜 혈압을 떨어뜨린다.

혈관 이완과 확장이 나타나면 칼륨 유출이 증가한다. 혈관확장제를 사용하여 칼륨 유출이 증가되면 반사적으로 심박수와 심박출량 상승이 발생한다. 또한 레닌의 혈장 농도를 증가시켜서 나트륨과 수분의 저류를 야기시킨다.

심박수 증가, 홍조, 부종, 울혈성 심부전 등의 부작용이 있다.

콜레스테롤은 높아도 괜찮다는데 정말일까?

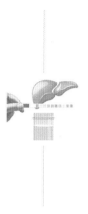

　콜레스테롤은 1784년에 담석에서 최초로 발견되었다. Cholesterol 이라는 단어도 담즙과 관련한 그리스어에서 유래하였다. 그리스어로 chole-는 담즙을 의미하고, stereos는 고체를 의미하며, -ol은 알코올을 의미한다.

　콜레스테롤은 우리 몸에서 다양한 기능을 한다. 가장 중요한 기능은 세포막을 형성하는 것이다. 간, 뇌와 척수의 신경조직처럼 세포막이 많은 기관에서 높은 농도로 발견되는 성분이 콜레스테롤이다. 콜레스테롤은 다양한 스테로이드 호르몬스트레스호르몬, 성호르몬, 부신피질호르몬 등의 원료이며 담즙산의 성분으로 지방을 소화흡수시킨다. 또한 피부에서는 비타민D의 원료가 된다.

콜레스테롤의 합성과 운반

　우리 몸의 콜레스테롤은 외부에서 음식으로 섭취하는 양보다 내부에서 합성되는 양이 더 많다. 음식으로 섭취하는 것은 20% 정도에 불과하다. 콜레스테롤을 주로 합성하는 기관은 바로 간이다. 간의 콜레스테롤 생성과 분비는 몸의 상황에 따라 양이 조절된다. 곧 간은 우리 몸의 콜레스테롤 수치를 적정하게 조절하는 중심적인 역할을 담당한다.

　콜레스테롤은 혈액을 통해 몸의 조직들로 전달된다. 그런데 콜레스테롤은 혈류에 녹는 양이 극도로 적어서 지질단백질의 표면에 박힌 형태로 운반된다. 지질단백질은 단백질/지질 비율에 따라 종류가 나뉘어진다. 단백질/지질 비율이 낮은 것을 저밀도콜레스테롤LDL 콜레스테롤, Low Density Lipoprotein Cholesterol 이라고 하며 비율이 높은 것을 고밀도콜레스테롤HDL 콜레스테롤, High Density Lipoprotein Cholesterol 이라고 부른다. LDL 콜레스테롤은 간에서 혈액으로 분비된 콜레스테롤을 조직으로 운반하는 역할을 한다. HDL 콜레스테롤은 조직에서 사용되고 혈액 중에 남은 콜레스테롤을 재활용하기 위해 다시 간으로 운반하는 역할을 한다.

　LDL 콜레스테롤을 나쁜 콜레스테롤이라고 부르는 것을 들어본 적이 있을 것이다. LDL 콜레스테롤이 높다면 혈관에 콜레스테롤이 많이 존재하게 되어 동맥경화를 유발한다고 보는 것이다. 하지만 LDL 콜레스테롤의 역할은 콜레스테롤을 필요로 하는 조직으로 운반하는 것이다. 반대로 HDL 콜레스테롤은 혈관 속의 콜레스테롤을 간으로 다시 넣어주기 때문에 착한 콜레스테롤이라는 이름이 붙었다. 각 지질단백질은 콜레스테롤의 운반 과정에서 각자의 역할을 하고 있을 뿐 나쁘고 좋다고 판단하는 것은 잘못된 개념이다.

반대로 생각해보자. 뇌와 신경세포에서 콜레스테롤을 필요로 할 때 콜레스테롤을 운반해주는 LDL 콜레스테롤은 착한 일을 하는 것이다. 이때 HDL 콜레스테롤이 콜레스테롤을 간으로 데리고 들어간다면 뇌와 신경세포는 필요한 콜레스테롤을 받을 수 없게 된다. 따라서 LDL 콜레스테롤과 HDL 콜레스테롤 수치만 가지고 건강의 좋고 나쁨을 판단해선 안된다.

지방의 역할

지방은 탄수화물, 단백질과 함께 우리 몸에 필요한 3대 영양소에 해당한다. 지방은 우리 몸이 필요로 하는 에너지를 생성하는 원료가 되고, 남은 에너지를 저장하는 역할을 한다. 전형적인 지방의 형태는 3개의 지방산Fatty Acid과 1개의 글리세롤Glycerol이 결합한 것으로 TGTriclyceride라고 표현하며, 중성지방이라고도 한다.

음식으로 섭취한 지방이 모두 우리 몸에 쌓이는 것은 아니다. 입으로 들어온 음식은 소화 과정과 간의 대사 과정을 거친다. 에너지를 만들고 공급하고 남은 것이 지방조직에 저장된다. 몸에서 에너지를 필요로 하는데 음식을 먹지 못하는 상황이라면 저장되어 있는 지방을 분해하여 에너지를 만든다. 또한 지방은 호르몬 생성과 염증 반응에 관여하는 등 생명 유지와 활동에 중요한 영양소이다.

지방의 저장과 사용, 지방 대사를 담당하는 대표적 장기는 간이다. 지방의 대사 산물이 이동하는 통로는 혈관이다. 따라서 지방의 대사 상태에 따라 간과 혈관 속의 지방 함유량은 달라지게 된다.

고지혈증과 이상지질혈증

건강한 사람에서 콜레스테롤, 중성지방의 참고 수치는 다음과 같다.

총콜레스테롤	200mg/dl 이하
LDL 콜레스테롤	130mg/dl 이하
HDL 콜레스테롤	60mg/dl 이상
TG(중성지방)	150mg/dl 이하

미국은 1961년부터 콜레스테롤 섭취량에 대한 경고를 발효하고 식생활 지침에 중요한 내용으로 다루었다. 혈액 속에 콜레스테롤, 중성지방과 같은 지질이 증가하면 심근경색, 동맥경화의 원인이 되므로 콜레스테롤 섭취를 제한해야 하며 고지혈증은 약물 치료를 해야 한다는 것이었다.

그러나 2014년부터는 콜레스테롤을 위험식품 목록에서 제외시켰다. 음식으로 섭취하는 콜레스테롤의 양이 심혈관 질환과 큰 관계가 없다는 연구 결과가 발표되었기 때문이다. 2019년 가톨릭관동의대 예방의학교실에서는 우리나라 성인 약 1,300만 명의 건강검진 데이터를 분석한 결과 총콜레스테롤 210~249mg/dl에 해당하는 경우가 사망위험이 제일 낮았다는 연구를 발표하였다. 미국, 일본, 네덜란드, 핀란드 등의 연구에서도 총콜레스테롤, LDL 콜레스테롤 수치가 정상 참고치보다 높은 사람이 건강에서 더 유익한 결과를 보인 연구들이 발표된 바 있다.

이러한 연구 결과들이 반영되어 현재는 고지혈증이라는 표현보다 이상지질혈증이라는 표현을 사용하고 있다. 2005년 미국, 2007년 일본에서 이상지질혈증의 표현을 사용하기 시작했고 우리나라 의학계에서도 2009년부터 고지혈증 치료지침의 명칭을 이상지질혈증 치료지침으로 변경하여 사용하고 있다. 혈액 중 지질 수치가 높다는 뜻의 고지혈증보다 총콜레스테롤, LDL 콜레스테롤, HDL 콜레스테롤, 중성지방의 수치를 복합적으로 평가하는 이상지질혈증의 중요성이 강조되고 있는 것이다.

지방간과 대사 장애

우리 몸의 간에는 정상적으로 지방이 존재한다. 이때의 비율은 5% 미만이다. 간에 5% 이상으로 지방이 축적되면 지방간이라고 부른다.

지방간은 알코올성 지방간인지 비알코올성 지방간인지 원인을 구분하는 것이 중요하다. 비알코올성 지방간은 비만, 당뇨병, 이상지질혈증, 고혈압 등의 질환과 스트레스가 원인이 될 수 있다. 과거에는 지방간 하면 과음으로 인한 알코올성 지방간을 주로 떠올렸다. 그러나 최근에는 영양 상태가 올라가고 대사증후군 유병자가 많아짐에 따라 비알코올성 지방간이 이슈가 되고 있다.

많은 알코올 섭취는 간의 지방 합성을 촉진할 수 있다. 스트레스와 부적절한 식습관으로 인해 고혈압, 당뇨병, 이상지질혈증이 발생하여 간에 지방이 축적될 수도 있다. 이 경우들 모두에서 간의 정상적인 에너지 대사가 어려워지게 된다.

반대로 지방간이 고혈압, 당뇨병, 이상지질혈증을 유발할 수도 있다. 우리 몸의 간은 탄수화물(당), 지방, 단백질, 호르몬 등을 대사시키는 중요한 장기이다. 지방간이 간의 대사 기능에 문제를 일으킬 수 있는 것이다.

지방간을 진단받았다면 어떤 잘못된 생활 습관과 몸의 문제가 있는지 찾아보고 적극적으로 치료하거나 관리하여 2차 질환을 예방하여야 한다. 전신의 나른함, 피로감, 우상복부 통증 등의 증상이 있다면 반드시 치료가 필요하며 무증상이더라도 생활 속 문제점을 찾아 적정한 생활 교정이 이루어져야 한다.

콜레스테롤 수치를 낮추는 원리와
약의 부작용

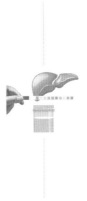

콜레스테롤 합성을 억제하는 약물

스타틴Statin은 이상지질혈증에 가장 많이 처방되는 약으로 간의 콜레스테롤 합성을 억제한다.

메발론산Mevalonic acid은 콜레스테롤이 생성되기 전단계의 물질이다. 메발론산의 형성에는 HMG-CoA 환원효소가 필요하다. 스타틴은 HMG-CoA 환원효소를 억제하여 콜레스테롤 합성을 감소시키므로 HMG-CoA 환원효소 억제제라고도 부른다.

스타틴을 복용하면 총콜레스테롤 수치를 낮출 수 있고, 간에서 콜레스테롤 합성이 되지 않으므로 혈액 중의 LDL 콜레스테롤을 간으로 유입시켜 혈중 LDL 콜레스테롤 수치를 낮출 수 있다.

대표적인 부작용은 간독성으로 간 수치 증가가 나타날 수 있다. 간의 포도당 대사를 방해하여 당뇨병을 유발할 수 있다. 인지장애 및 기억력 저하 가능성이 있는 약물이며 임산부와 수유부에게는 금기이다.

콜레스테롤 재흡수를 억제하는 약물

담즙산 결합수지에 해당하는 콜레스티라민Cholestyramine 이 대표적이다.

콜레스테롤은 간에서 만들어지는 담즙산의 성분이 된다. 소장으로 분비된 담즙산은 지방의 소화흡수에 사용되고 재활용하기 위해 재흡수된다. 콜레스티라민은 소장에서 담즙산과 결합한다. 콜레스티라민과 결합한 담즙산은 재흡수되지 못하고 대변으로 배설된다. 담즙산이 몸 밖으로 배출되었으므로 간에서는 다시 담즙산을 만들기 위해 콜레스테롤을 사용하게 되고 그로 인해 혈액 중 콜레스테롤 수치가 감소한다.

부작용으로 담석증이 발생할 수 있다. 담즙산 결핍이 생길 수 있기 때문이다. 또한 변비, 복통, 구역감 등의 위장장애 발생 비율이 높다.

소장에서 콜레스테롤 흡수를 억제하는 약물

에제티미브Ezetimibe 가 대표적이다.

소장에는 음식을 통해 얻은 콜레스테롤과 담즙산과 결합해 있는 콜레스테롤이 있다. 이 콜레스테롤들은 단백질 통로를 통해 간으로 이동한다. 에제티미브는 이 과정을 막아서 콜레스테롤이 간으로 흡수되지 않고 대변과 소변으로 배설되도록 한다. LDL 콜레스테롤 수치를 떨어뜨린다고 알려져 있다.

두통, 복통, 설사, 바이러스 감염, 간염 등의 부작용이 발생할 수 있으며 심한 간 기능 저하가 있을 경우 금기이다.

중성지방TG 수치를 낮추는 약물

피브린산 유도체Fibric Acid Derivatives 에 해당하는 피브레이트Fibrates 제제가 고중성지방혈증에 쓰이는 대표적인 약이다.

피브린산 유도체는 지질대사 활성화 수용체PPAR, Peroxisome Proliferator-Activated Receptors를 촉진한다. 그 결과 중성지방을 많이 함유한 지단백의 분해가 일어나고 중성지방이 감소한다. 부차적으로 HDL 콜레스테롤 수치를 상승시킨다.

고중성지방혈증이 심혈관계의 위험을 높이는 지에 대해서는 아직 의견이 분분하다. 2010년에 발표된 ACCORDThe Action to Control Cardiovascular Risk in Diabetes: 당뇨병에서 심혈관 위험을 조절하기 위한 조치 연구에 따르면 당뇨병 환자 5,500여 명에서 스타틴과 함께 피브레이트 제제를 추가적으로 투여한 결과, 평균 4.7년을 추적하였을 때 심혈관계 위험도를 통계적으로 의미 있게 감소시키지 못하였다.

부작용으로 담석, 근염Myositis 이 발생할 수 있다. 따라서 담낭 질환이 있거나 심한 간부전 환자에게는 금기이다. 위장장애가 흔하게 나타

날 수 있다. 신장 기능의 가역적인 저하도 나타날 수 있으며 신장 기능
이 저하된 환자에서는 부작용 발생 위험이 높다.

나이아신 Niacin

나이아신은 비타민 B3, 니코틴산 Nicotinic Acid 이라고도 불린다.
나이아신은 우리 몸에서는 NAD Nicotinamide Adenine Dinucleotide,
NADP Nicotinamide Adenine Dinucleotide Phosphate 형태로 활성되며 체내
에너지 생성에 사용된다.

중성지방 수치와 LDL 콜레스테롤 수치를 감소시킨다. 하지만 흔한
부작용으로 인해 현재 우리나라에서 판매되는 제품이 없다.

안면홍조가 흔한 부작용이며 피부 가려움, 간 기능 장애가 발생할
수 있다. 혈당 상승 위험성도 있다.

매일 먹는 약을 줄이는 방법

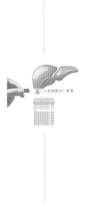

혈압, 혈당, 콜레스테롤은
각각 독립적으로 변화하는 수치일까?

- 우리 몸의 각 조직에 필요한 혈액을 공급하기 위해 혈액을 보내는 심장의 힘: 혈압
- 뇌와 망막의 신경세포가 사용하는 유일한 에너지원이자 우리 몸의 필수 영양소: 혈당
- 우리 몸에 중요한 호르몬과 에너지를 만드는 원료: 콜레스테롤

혈압, 혈당, 콜레스테롤은 생명 유지와 건강한 활동을 위해 일정한 범주 안에서 수치의 변화가 나타나야 한다. 이들 수치는 일방적으로 높아서도 낮아서도 안 된다.

혈압은 상황에 따라 오르거나 내려가야 건강하다. 혈압은 여름보다 겨울에 체온 유지와 열 보존을 위해 조금 더 올라간다.

평소 육체 활동이 많은 사람과 정신 활동이 많은 사람의 혈당 대사 모습은 다를 수 있다. 같은 사람에서도 뇌가 휴식을 취한 수면 직후의 혈당과 하루 중 스트레스로 에너지가 가장 많이 필요할 때의 혈당 수치는 다르게 나타난다.

우리 몸의 지방은 나이가 들수록 증가하는 것이 정상이다. 나이가 들수록 몸의 에너지 대사 기능이 떨어진다. 이 변화 속에서 영양 공급과 유지, 체온 유지를 위해 지방 축적이 늘어난다. 20대일 때보다 50대에서 지방이 늘어나는 것이 자연스럽다.

이렇게 연령, 생활 모습, 하루 중 시간에 따라 변화할 수밖에 없는 혈압, 혈당, 콜레스테롤 수치는 상황에 따라 서로 보완하며 우리 몸의 건강을 지켜준다. 혈압, 혈당, 콜레스테롤은 우리 몸의 영양 대사와 간 기능에 연결되어 있다.

예를 들어 스트레스가 많은 40대 회사원이 있다. 식사는 인스턴트식품을 주로 섭취하고, 자정이 넘어서 잠이 들며 수면의 양은 하루 6시간 정도로 부족하다. 이 상황이 지속된다면 이 사람의 혈압, 혈당, 콜레스테롤은 어떻게 변화할까?

스트레스를 이겨내기 위해 호르몬이 필요하고, 인스턴트식품의 지방을 소화하기 위해 담즙산이 필요하다. 호르몬과 담즙산의 성분인 콜레스테롤이 요구되니 간에서 콜레스테롤 생성이 증가할 수 있다.

수면 부족과 과로로 인해 뇌세포는 많은 영양 공급이 필요할 것이다. 뇌세포는 오직 혈당만을 에너지로 사용할 수 있다. 간은 저장한 포도당을 혈액으로 내보내서 에너지를 공급하고자 한다. 결과적으로 혈당이 올라갈 수 있다.

주로 앉아서 근무하며 운동이 부족하니 팔다리, 전신으로 향하는 심장의 혈액 순환 능력이 떨어져 있다. 스트레스가 많거나 과로를 하는 상황에서는 뇌와 눈으로 혈액 공급이 지속되어야 한다. 심장에서 뇌와 눈으로 혈액을 올려 보내는 힘인 혈압이 올라갈 수 있다.

평소의 몸 상태와 관리 모습에 따라 어떤 사람은 혈압만 오를 수도 있고, 어떤 사람은 혈당만 오를 수도 있고, 어떤 사람은 콜레스테롤 수치만 오를 수도 있다. 두 가지 이상의 수치가 함께 올라가는 경우도 있다.

올바른 관리는
약물에 의존한 수치 관리와는 다르다

앞 예시의 사람에게는 무엇이 필요하다고 생각이 드는가? 충분한 수면, 건강한 식습관, 규칙적인 운동이 필요하다고 말할 수 있을 것이다. 증상의 정도에 따라 간 기능, 심장 기능 등 몸의 장부를 치료해주는 것도 좋을 것이다.

그런데 약물에 의존하여 수치를 관리한다면 어떨까? 콜레스테롤 수치가 높으면 콜레스테롤약을 먹고, 혈압이 높아서 혈압을 떨어뜨리는 약을 먹는다면 우리 몸은 혈당을 올리려고 할 수 있다.

혈압, 혈당, 콜레스테롤의 상관성을 말하는 자료는 많다. 앞서 살펴본 혈압약 중 베타차단제와 이상지질혈증약 중 스타틴의 대표적인 부작용 가운데 하나가 혈당 상승인 것을 보았다. 베타차단제와 이뇨제 등의 혈압약과 당뇨약은 콜레스테롤을 상승시키는 원인이 된다. 당뇨병 환자의 86.4%는 LDL 콜레스테롤 수치가 100 이상이며, 고혈압 환자의 68.3%는 130 이상이라는 통계도 있다.

이렇게 고혈압, 고혈당, 이상지질혈증 등의 질환이 한 사람에게서 동반되는 상태를 대사증후군이라고 부른다. 잘못된 생활 습관을 교정하지 않고 몸의 기능 문제를 치료하지 않으면서 수치만 떨어뜨리는 약만 복용한다면 다른 수치의 상승과 더불어 대사증후군이 유발되는 것이다.

우리 몸의 스스로 회복하는 힘을 이용하여 대사증후군을 극복하려면?

우리 몸은 생명을 유지하고 건강을 지키기 위해 스스로 회복하는 힘을 가지고 있다. 이를 생명력生命力이라고 한다. 우리가 면역력과 몸의 항상성을 키우는 것은 생명력을 기르기 위한 것이다. 면역력에 좋다고 말하는 식품을 섭취한다고 몸이 스스로 회복하는 힘이 길러지는 것이 아니다. 건강을 지키려면 우리 몸의 상황을 보아야 한다. 에너지를 만들기 위해 영양을 공급하고, 몸을 지키기 위한 호르몬을 만들고, 몸의 각 조직들로 혈액을 공급하기 위해 우리 몸이 어떻게 혈당, 콜레스테롤, 혈압을 조절하는지를 이해해야 한다.

혈당, 콜레스테롤, 혈압이 몸에서 하는 역할과 조절되는 시스템을 이해하는 것이 건강 관리의 시작이 된다. 만약 이들 수치가 일반적인 범위를 벗어났다면 그 원인을 우리 몸의 조절 시스템에서 찾아서 바로잡아 주어야 한다. 고혈압, 당뇨병, 이상지질혈증은 생활 습관병이라고 하므로 수치가 올라간 원인은 생활 습관에서 우선 찾아보아야 할 것이다.

수면 상태는 어떠한가?

수면에 드는 시간이 늦진 않는지, 자주 깨거나 꿈을 많이 꾸지는 않는지, 수면의 양이 부족하지는 않는지 등

식사 습관은 어떠한가?

빵, 라면과 같은 인스턴트식품을 자주 먹는지, 식사 시간이 불규칙한지, 야식이나 음주가 잦진 않는지 등

스트레스와 신체 활동 상태는 어떠한가?

스트레스를 많이 받는지, 스트레스를 해소하기 위한 행동은 무엇이 있는지, 하루 중 앉아 있는 시간은 어느 정도인지, 운동은 어떻게 하고

있는지 등

　이렇게 생활 습관을 확인해보면 근본적 원인인 잘못된 생활 습관을 찾을 수 있다. 잘못된 생활 습관이 지속되면 간의 대사 기능과 심혈관의 혈액 순환 기능을 떨어뜨리게 되고 혈압, 콜레스테롤, 혈당 수치가 올라가게 된다. 따라서 당뇨병, 이상지질혈증, 고혈압을 올바르게 치료하려면 다음의 방법을 따라야 한다.

1. 생활 습관의 문제를 찾아서 올바른 방향으로 고친다.
2. 자신이 타고난 몸의 특성과 현재 장부 기능의 상황을 진단받고, 저하된 대사 기능을 회복시킨다.

　반복해서 말하지만 잘못된 생활 습관의 교정과 대사 기능의 치료 없이 수치를 떨어뜨리기만을 위한 약물에 의존하여 건강을 관리한다면 병은 더욱 커져가게 된다. 콜레스테롤약만 복용하던 사람이 어느덧 당뇨약과 혈압약까지 복용하게 되고, 고혈압약만 먹던 사람이 시간이 지나 콜레스테롤약과 당뇨약을 먹게 되는 것이다.

　현재 고혈압, 당뇨병, 이상지질혈증 중 두 가지 이상의 약을 복용하고 있다면 수치 관리를 위한 약물에 의존하고 있을 확률이 높다. 복용하는 약을 줄이고 싶다면 또는 더 이상 복용약을 늘리고 싶지 않다면 올바른 방법으로 건강 관리를 시작해보길 권한다.

당뇨약 줄이기를 고려해야 하는 상황은
어떤 것일까?

당뇨약을 줄이고 싶거나 더 이상 복용하고 싶지 않아서 당뇨병을 진료하는 한의원에 오는 환자들이 있다. 그런데 환자가 스스로 생각하고 있지 않지만 당뇨약을 줄여야 하는 경우들도 있다. 이 책을 읽고 있는 당뇨병 환자라면 혹은 가까운 사람이 당뇨약을 복용하며 곤란함을 겪고 있다면 이 부분을 잘 참고해보는 것이 좋다.

당뇨약을 복용하는데도 혈당 조절이 잘 되지 않는다면 당뇨약 복용을 지속해야 하는지 고려해야 한다. 우리나라 30세 이상 성인에서 당뇨약과 인슐린 제제의 효과를 알아볼 수 있는 통계가 있다. 이해하기 쉽도록 결론만 설명해보겠다. 당뇨병을 진단받은 사람 10명 중 9명 이상이 당뇨약을 먹거나 인슐린을 투여하고 있다. 10명 중 당화혈색소 수치가 6.5% 미만으로 조절되는 사람은 3명 미만이다. 이 통계대로면 당뇨약을 복용하고 있음에도 혈당 조절이 잘 되지 않는 것은 이상한 일이 아니다. 당뇨병 환자 10명 중 7명 이상이 혈당 조절 목표를 달성하지 못하는 것이 사실이기 때문이다. 당뇨약을 복용하는데 왜 혈당 조절이 되지 않는지 궁금하다면 원인을 찾아보고 다른 치료 방법은 없는지 살펴봐야 한다.

처음 받았던 당뇨약 처방에 비해 점차 용량이 늘거나 종류가 추가되고 있는 경우라면 더더욱 고민을 해보아야 한다. 혈당을 인위적으로 떨어뜨리는 약물을 날이 갈수록 더 많이 사용하는데 혈당이 조절되지 않는다면 말이다.

당뇨약을 복용하는데 불편 증상이 나아지지 않거나 도리어 없던 불편 증상이 생긴다면 당뇨약을 줄일 필요가 있다. 입 마름, 갈증, 발 저림, 체중 감소, 피로 등 당뇨병으로 인해 발생한 불편 증상이 당뇨약을 복용한 후에도 나아지지 않는 경우다. 또는 당뇨약을 복용한 후로 피로가 심해지고 소화불량이 나타나는 경우도 있다. 특히 SGLT-2 저해제는 소변의 양과 횟수를 늘리고 살 빠짐이 심하게 나타날 수 있다. 체력 저하도 동반된다. 힘들게 당뇨약을 복용하기보다 몸의 상태에 맞춰 당뇨병의 근본 치료가 필요하다고 할 수 있다.

당뇨약과 혈압약을 함께 복용하는 환자에게도 약물의 감량이 필요하다. 우리나라 당뇨병 환자의 대부분은 인슐린 분비가 정상적인 2형 당뇨병 환자이다. 췌장에 문제가 없는 것이다. 그러나 2형 당뇨병 환자들이 복용하는 당뇨약에는 인슐린 분비를 촉진시키고 늘리는 약들이 많다. 인슐린 분비량이 늘어나면 인슐린 분비 기능은 고갈이 시작된다. 췌장의 호르몬 분비를 자극하므로 췌장염이 보고되기도 한다. 인슐린은 혈당을 간, 근육, 지방세포 등으로 넣어준다. 당뇨약을 복용하면서 살이 찌거나 지방간이 유발되기도 한다. 췌장에 문제가 없던 2형 당뇨병 환자가 당뇨약을 먹음으로써 췌장이 건강해지는 게 아니라 부작용이 생길 수 있는 것이다. 혈압약도 마찬가지이다. 혈압약은 심장을 건강하게 해주는 것이 아니라 심장의 활동을 제어하여 혈압을 떨어뜨린다. 앞에서 설명한 혈압약의 기전은 신장 기능에도 작용한다. 그래서 당뇨약과 혈압약을 함께 복용하는 경우 췌장, 간, 신장 등 다양한 장부 기관에 영향을 줄 수 있는 위험이 높아진다. 혈당 수치와 혈압 수치를 약물로만 제어하기보다 몸의 전반을 고려한 치료를 해야 한다.

  그런데 복용하던 당뇨약을 줄이는 것을 환자 개인이 혼자서 결정하거나 진행할 수는 없다. 먹던 약물을 중단하면 그로 인한 영향이 발생한다. 혈압약을 갑자기 중단하면 혈압이 올라가고, 당뇨약을 줄이면 혈당이 올라갈 것이다. 따라서 의료인의 진료를 통해 환자의 현재 몸 상태와 생활 상황, 약물 중단으로 나타날 영향과 예후에 대해 충분히 상담받아야 한다. 진단을 통해 어떤 약을 줄이고 중단해야 하는지 어떤 과정으로 진행해야 하는지 설명받아야 한다.

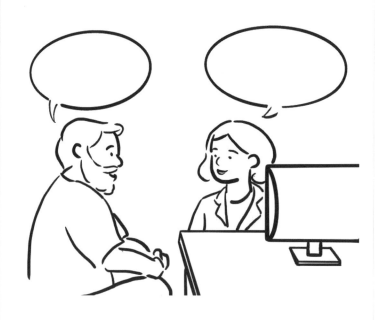

당뇨한의원의 한약 치료는 당뇨약을 줄이는 데에 도움을 준다. 당뇨병의 근본 원인과 문제가 되는 대사 기능을 치료하며, 당뇨약을 줄이면서 나타날 수 있는 문제를 완화해줄 수 있기 때문이다. 매일 복용하는 수많은 약에 지쳐 있다면, 약을 많이 복용하지 않아도 되는 상태로 건강을 회복하고 싶다면 현재의 치료에 대한 고민이 필요하다. 어려움을 극복하는 것은 힘들지만 우리의 몸을 살리는 방향의 치료가 무엇인지 알고 노력한다면 노력의 결과는 값질 것이다.

5장

"치료: 질병 이전의 상태로 회복하는 것"

당뇨병 한의 치료

역사에서 가장 오래된
당뇨병 기록은?

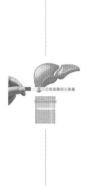

서양의학보다 앞서서
당뇨병을 치료해온 동양의학

우리에게 익숙한 당뇨병이라는 병명은 영국 의사 Willis가 만든 질병명 Diabetes Mellitus를 번역한 것이다. 그는 단맛이 나는 소변을 많이 보는 질환의 환자를 보고 1775년에 병명을 만들었다. 그가 병명을 지을 때 초점을 맞춘 것은 소변에서 단맛이 난다는 점이었다. 그렇다면 그 이전에는 소변에서 단맛이 나는 사례가 없었을까?

단맛이 나는 소변에 대한 역사적 기록은 기원전부터 있었다. 최초의 기록으로 꼽히는 것은 기원전 800~400년경의 인도의 외과 의사 Susruta가 저술한 《생명의 학문》이라는 책이다. 책의 내용 중에는 마드휴미아Madhumea라는 질병이 있다. 산스크리트어로 꿀오줌이란 뜻이다. 기원후 6세기의 인도 문헌에서는 마드휴미아에 대한 내용을 더 살펴볼 수 있다.

"이 병은 곡식을 많이 먹어서 생긴다. 잦은 오줌, 입 마름, 힘없음, 성욕 감퇴, 피부 곪음 등이 증상이 나타난다. 그 원인은 간과 신장의 관계가 고르지 못한 것이다. 오줌은 단맛이 나며 증발시키면 누룩같이 된다."

한의학은 2천 년이 넘는 치료 역사를 지닌 의학이다. 한의학 문헌에 남아 있는 당뇨병 기록은 어떨까?《황제내경黃帝內經》은 한의학의 시초가 되는 서적으로 알려져 있다. 기원전 403~기원후 220년 사이에 쓰여졌다고 추정되며 유네스코 세계기록유산으로 등재되어 있다. 여기에는 소갈消渴이라는 병이 기록되어 있는데 그 증상이 오늘날 당뇨병의 증상과 거의 일치한다.

"물을 많이 마시고, 오줌을 자주 누며, 입이 마르고, 몸이 야위며, 잘 굶기도 하고 발기가 잘 되지 않는다. 비만이나 미식美食과 관련이 있다."

1610년 우리나라에서 저술된《동의보감東醫寶鑑》에서도 소갈에 대한 기록을 볼 수 있다. 2016년에 방송된 다큐멘터리 KBS스페셜 〈위대한 유산〉에서는 하버드 의과대학 부속의 조슬린당뇨병센터를 찾아《동의보감》에 기록된 소갈의 내용을 확인하였다. 취재에 응한 조슬린당뇨병 센터 교수들은 다음과 같이 평가하였다. 안과를 담당하고 있는 Lloyd Paul Aiello 교수는 《동의보감》의 소갈 내용과 서양의학의 당뇨병 내용은 일치하는 것으로 보이며 소갈증의 증상이 있다면 당뇨병일 가능성이 크다고 하였다. 내분비내과의 William Hsu 교수는 소갈증과 당뇨병의 공통점에 대해 설명했다. 당뇨병의 발생에는 간이 중요한 역할이 있고 《동의보감》의 소갈증 역시 간과 다른 신체 부분의 연관성을 언급하고 있으므로 당뇨병에 대한 한의학과 서양의학의 관점은 일치하는 부분이 있다고 하였다.

Madhumea, 消渴, Diabetes Mellitus. 부르는 명칭은 다르지만 단맛의 소변을 보는 환자들의 증상이 일치한다. 동양의학은 당뇨병을 발견하고 치료해온 역사가 서양의학보다 오래되었다.

세종대왕은 어떻게 당뇨병을 치료하고 건강을 유지할 수 있었을까?

조선왕조실록 중 세종 21년 1439년 에는 세종대왕의 당뇨병에 대한 기록이 있다. 세종대왕에게 당뇨병이 있었다는 이야기는 많이 알려져 있다. 세종대왕이 꾸준히 한약을 복용하였다는 사실도 조선왕조실록에 기록되어 있다. 세종대왕은 어떻게 당뇨병을 치료하였을까?

한의학 치료의 가치관은 다음 문장에 담겨 있다. '治病必求於本 치병필구어본' 병病을 치료할 때는 반드시必 근본을 다스려야 한다求於本는 뜻이다. 당뇨병 치료에서 구하는 근본은 혈당이 상승하게 된 이유를 말한다. 즉 혈당 수치를 올라가게 만든 잘못된 생활 습관이 근본일 것이다.

세종대왕의 당뇨병은 근본 원인이 무엇이었을까? 조선이라는 나라의 임금이었기 때문에 기름지고 단맛의 음식을 많이 섭취해서일까? 세종대왕이 고기를 즐겼다는 것도 알려진 이야기이다. 하지만 세종대왕의 수많은 업적을 생각해보자. 세종대왕은 어느 왕보다도 과로가 심했던 것으로 역사에 기록되어 있다. 조선왕조실록의 내용을 좀 더 살펴보자.

세종대왕은 21세 1418년에 즉위하였다. 세종 7년 1425년의 실록을 보면 "전하의 병환은 정신적인 과로가 원인이다."라는 내용이 있다. 세종 8년 1426년에는 "근심과 걱정으로 병을 앓으셨다."라고 쓰여 있다. 세종 21년 1439년에는 "전하께 소갈증이 있은지 열 서너해가 되었다."라고 한다. 세종 23년 1441년에는 "밤낮으로 근심하여 소갈증을 얻었다."라고 한다.

조선왕조실록을 통해 세종대왕의 당뇨병 발병 연령을 추정해보면 20대 후반에서 30대 초반 정도로 볼 수 있다. 그리고 당뇨병의 원인은 과로, 근심, 걱정이었다.

현재의 환자들이 직장 업무로 인한 과로나 가정 등 주변 환경의 스트레스에서 완전히 벗어나기 어렵듯이 세종대왕은 과로, 근심, 걱정을 떨치기 어려웠을 것이다. 세종대왕의 당뇨병의 원인은 재위 기간 동안 지속되었을 것이다. 당시의 의사들은 병의 원인으로 인해 세종대왕의 몸에 나타난 손상을 치료하기 위해 한약을 꾸준히 처방하였다. 세종대왕의 몸의 상황이 많이 좋지 않을 때는 치료와 함께 휴식도 권장하였을 것이다. 그렇게 당뇨병을 관리하셨던 세종대왕의 치료 효과는 어떠했을까?

세종대왕은 오늘날의 당뇨병 환자들보다도 젊은 나이에 당뇨병이 시작되었지만 조선의 다른 왕들보다 오래 살았다. 조선왕조 왕들의 평균 수명이 47세인데 반해 세종대왕은 수많은 업적을 이루며 56세까지 살았다. 현재 우리나라 남성의 평균 수명인 80세에 비례해 계산해보면 대략 92세까지 사셨다고 할 수 있다.

세종대왕이 당뇨병을 앓았다는 이야기는 많이 알려져 있지만 어떻게 병을 치료하였고 얼마나 건강을 유지하였는지는 잘 알려져 있지 않다. 오늘날 우리나라 당뇨병 환자들의 대부분은 혈당을 떨어뜨리기만을 위한 약물을 사용하고 있다. 20세기에 등장한 인슐린은 인슐린의 절대적 결핍이 있는 수많은 환자들의 생명을 살렸다. 하지만 인슐린의 결핍이 없는 대부분의 당뇨병 환자들은 혈당 수치에만 집중하면서 낮은 삶의 질로 힘들어하고 있다.

오늘날 당뇨병을 진료하는 한의원의 치료는 병의 원인을 찾고 몸의 손상을 회복시키는 것을 목표로 한다. 진료를 통해 당뇨병의 근본 원인이 된 잘못된 생활 습관과 몸의 문제를 진단한다. 잘못된 생활 습관을 바로잡기 위한 지도를 시행하며 한약과 침 치료로 몸의 기능을 회복할 수 있도록 돕는다. 오랜 세월 동안 당뇨병의 증상과 사람의 몸을 치료해온 한의학의 도움이 절실하게 필요한 때이다.

질병의 이름만큼 중요한
환자 개인의 역사 파악하기

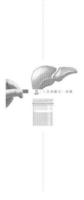

당뇨병 환자들의 병명은 같다. 당뇨병이라는 세 글자로 표현한다. 하지만 당뇨병 환자들의 몸 상태는 모두 같지 않다. 당뇨병이란 제목 아래 각 환자의 이야기는 모두 다르게 펼쳐질 것이다.

서양의학적 검사는 질병을 찾기 위한 것이다. 서양의학적 검사와 병행할 수 있는 한의학적 검사는 환자마다 다른 몸의 특성을 찾고자 한다. 한의학적 검사와 진단으로 당뇨병의 근본 원인과 몸의 상태를 확인하는 것이 당뇨병 치료의 시작이 된다.

가장 중요한 진단 방법은 환자의 이야기를 듣는 것

한의학의 진단 방법에는 대표적인 네 가지가 있다. 보는 것望 바라보다

망, 듣는 것 聞 듣다 문, 묻는 것 問 묻다 문, 촉진하는 것 切 진맥하다 절을 말하며 합하여 망문문절 望聞問切 또는 사진 四診이라고 한다. 그 중 묻고 듣는 문진은 가장 기본적이면서 가장 중요한 진료 과정이다.

환자의 몸과 생활에 대해 가장 잘 아는 사람은 환자 자신이다. 하지만 의료인이 아닌 환자 스스로는 병의 원인과 상태에 대한 정확한 진단을 할 수 없다. 한의사는 환자에게서 얻은 정보들을 바탕으로 무엇이 병의 원인이 되었고 어떤 과정으로 환자의 상황이 현재까지 변화해왔는지 살펴보게 된다. 따라서 환자의 이야기를 듣고 물어봄으로써 환자에 대한 많은 정보를 구하는 것이 중요하다.

당뇨병을 치료하고자 하는 환자에게는 반드시 생활 전반에 대한 사항을 묻고 듣는다. 당뇨병을 유발한 문제, 혈당을 상승시킨 생활 속 문제를 찾아야 한다.

우선 확인하는 것은 수면 상태이다. 잠을 자기 시작하는 시간과 수면의 양을 확인한다. 낮잠의 여부와 시간도 물어본다. 수면의 질에 영향을 미치는 다양한 요소들을 확인한다. 자주 깨는 편인지, 잠자는 동안 외부 소리에 민감한지, 깨서 소변을 보는지, 깼다가 다시 잠드는 것은 어렵지 않은지, 꿈은 자주 꾸는지 등이다.

수면과 마찬가지로 환자의 식사 상태도 면밀하게 살펴야 한다. 식사를 하는 때와 야식 습관을 확인한다. 식사에 걸리는 시간, 음식을 씹는 속도도 물어본다. 식사의 내용을 볼 때는 하루에 섭취하는 모든 음식을 고려해야 한다. 식사 외에 음식을 섭취하는 상황, 섭취하는 음식의 내용도 중요하다. 식단이 특정 음식이나 영양소에 치우쳐져 있는 것은 아닌지도 확인한다.

신체 활동 상태를 확인하는 것도 중요하다. 당뇨병 환자의 대부분은 성인이 된 후 당뇨병을 진단받았다. 성인은 직업의 성격에 따라 신체 활동 상태가 다양하다. 육체 노동이 많은 경우와 정신 노동이 많은 경우로 구분할 수 있고, 육체 노동과 정신 노동 모두가 많은 경우도 있을 것이다. 근무 상황은 음식 섭취와 수면 습관에 큰 영향을 미친다. 정신 노동이 많다면 뇌의 사용이 많아 뇌가 요구하는 당 _{탄수화물}의 섭취가 많이 필요하다. 육체 노동이 많다면 근육의 사용으로 인해 단백질, 지방의 에너지가 필요하다. 야간 근무나 교대 근무를 한다면 불규칙한 수면 시간으로 인해 수면의 질이 낮거나 수면장애를 겪고 있는 경우가 있다.

평소 하고 있는 운동의 종류와 시간, 강도도 확인한다. 환자 스스로는 운동이 부족하다고 생각할 수 있으나 실제로 운동량이 지나치게 많은 당뇨병 환자들이 많다. 운동 상태를 확인하여 환자의 몸에 적절한 수준인지 보아야 한다.

환자의 스트레스 상황도 물어보아야 한다. 스트레스가 없다고 답하는 환자는 드물다. 구체적으로 환자가 스트레스를 어디에서 어떻게 느끼고 있으며 그로 인해 생긴 불편 증상의 여부와 정도를 확인한다. 스트레스 상황을 잘 확인함으로써 당뇨병의 발생 시점, 악화 시기를 추정하는데 참고할 수 있다. 환자마다 스트레스로 인한 불편 증상도 다양하게 나타나므로 두통, 위장 장애, 심장 두근거림, 불면 등 불편 증상의 내용도 함께 확인한다.

스트레스로 인해 발생한 몸의 손상은 묻고 듣는 대화가 아니더라도 한의사의 다른 진단 방법들을 통해 객관적인 확인이 가능하다. 하지만 환자가 스스로 느끼는 정도와 병의 발생에 미친 영향을 파악하기 위해 대화가 필요하다.

당뇨약과 당뇨병 증상만을 이야기하는 것에 그치지 않는다

환자들에게 복용하고 있는 양약을 물어보면 당뇨약에 대해서만 대답하는 경우가 있다. 당뇨병 진료를 위해 한의원을 방문했기 때문이다. 하지만 한의학적 검사와 진단은 몸의 모든 부분을 대상으로 한다. 복용하는 약은 당뇨약뿐만 아니라 모든 약을 확인해야 한다. 당뇨병을 포함한 모든 병력과 복용하는 모든 약물의 내용은 환자의 몸 상태를 정확하게 진단하는 데에 반드시 필요하다.

혈당 수치는 수시로 변한다. 환자가 무엇을 먹었고 어떻게 활동했고 잠을 잤는지에 따라 계속 혈당 수치가 달라진다. 어깨나 무릎 치료를 위해 스테로이드 주사를 맞거나 치과 치료를 받는 중이라면 치료 과정에서 혈당이 자연스럽게 상승할 수 있다. 따라서 혈당 수준을 파악하기 위해서는 환자의 삶의 다양한 상황을 모두 확인해보아야 한다.

몸의 불편 증상을 확인할 때도 당뇨병과 관련한 것만 묻지 않는다. 입 마름 여부, 소변 횟수, 체중 변화와 같은 당뇨병 관련 증상을 기본으로 두통 여부, 소화 상태, 대변 상태, 땀, 여성의 경우 생리 상태, 남성의 경우 성 기능 변화 등을 확인한다. 환자는 되도록 객관적인 표현을 사용하여 한의사에게 본인의 증상을 설명해주는 것이 좋다. 한의사는 환자가 설명하는 불편들에 대해 잘 들어야 한다.

환자의 몸에 나타나는 증상은 그의 몸 상태를 알려주는 신호이다. 근본 치료는 증상이 나타나게 된 몸의 이상 부위를 찾아서 치료하는 것을 말한다. 원인을 찾기 힘들거나 증상이 너무 심해서 일상에 장애가 되거나 이차질환을 유발할 가능성이 있으면 당장의 증상 완화를 위한 대증치료가 필요하다. 환자들에게 익숙한 서양의학은 대증치료에 치우쳐져 있다. 그러나 원인을 찾아서 치료하는 과정을 고려하지 않고 대증치료에만 의존한다면 건강에 더 큰 위험을 초래할 수 있다.

우리의 몸 상태를 읽기 위한 방법

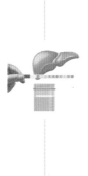

▌ 한의사의 눈과 손으로 환자를 직접 본다

한의사의 대면 진료를 통해서만 가능한 검사 방법들이 있다. 환자를 직접 보고, 몸의 부위를 촉진하는 것이다. 앞서 설명한 망문문절望聞問切 중 망望, 절切 의 방법이다.

한의학적 치료를 개인 맞춤 치료라고 말한다. 당뇨병이라는 병명이 같다고 같은 치료를 하는 것이 아니라 망진과 절진을 통해 개인의 몸 상태를 진단하고 문제가 되는 장부 기능을 찾아서 치료하기 때문이다.

환자의 몸을 직접 살펴보는 것을 망진이라고 한다. 환자의 전체적인 체형에서부터 안색, 피부, 모발, 손톱 등의 국소 부위는 각 장부의 상태와 몸의 병리적 상황을 보여준다. 혀를 통해 내부의 장부 상태를 보는 것을 설진舌診. 舌 혀 설 診 진찰하다 진 이라고 한다.

초음파, 엑스레이, MRI, CT 등의 검사도 망진의 개념에 가깝다. 과학이 발달하면서 의료기기를 통해 인체 내부를 보는 방법이 다양해졌다. 아쉽게도 현재는 한의사들의 의료기기 사용에 제한이 있다. 하지만 환자를 위하여 의료제도가 만들어지는 것은 당연하므로 훗날에는 한의사의 망진 영역이 더 넓어질 것으로 생각된다.

몸의 상황을 알려주는 특정 부위를 손으로 촉진하여 살피는 것을 절진이라고 한다. 대표적인 방법은 맥을 보는 맥진脈診 과 복부를 눌러보는 복진腹診 이 있다. 절진과 망진의 방법과 의미는 한의사를 양성하는 한의대의 전문적인 교육과정이어서 이 책에서 자세히 설명하기는 어렵다. 다만 한의원에서 진료를 받을 때 한의사가 설진, 맥진, 복진을 진행하면 '내 몸의 장부 기능 이상을 찾아내려고 하는구나.'라고 생각하면 된다.

한의학적으로 원인을 구분한다

다음 예시를 보고 병의 원인을 한 번 생각해보자.

30대 여성이 복통과 두통을 호소한다. 아프기 전에 무엇을 먹었는지 물어보니 3시간 전에 빵을 먹었는데 평소에도 즐겨 먹던 빵이라서 문제가 없다고 한다.

이 여성은 빵을 통증의 원인이라고 생각하지 않고 있다. 하지만 스트레스를 받는 것이 있거나 전날 과로를 해서 소화 기능이 저하되어 있었다면 평소에 먹던 빵도 체할 수 있다. 즉 같은 빵을 먹더라도 컨디션이 좋을 때와 좋지 않을 때 몸에 미치는 영향은 다르다.

병의 원인을 찾는 것은 간단하지 않다. 특히 당뇨병이나 만성 난치 질환은 잘못된 생활 습관의 복합적인 작용이 오랜 시간 누적되어 발생한다. 한의학에서는 복잡하게 나타나는 병의 원인을 세 가지로 분류하여 살펴보고 있다. 세 가지 분류는 내인內因, 외인外因, 불내외인不內外因이다.

내인에는 음식상飮食傷, 칠정상七情傷, 과로상過勞傷이 있다. 각각 음식 섭취의 문제, 스트레스, 지나친 노동을 말한다. 내인은 환자 자신이 선택하여 한 일에서 비롯되었다는 의미이다.

외인에는 외감外感, 외상外傷이 있다. 환절기의 감기, 여름철 더위로 인한 일사병 등이 외감에 해당한다. 운동장을 지나다가 누군가 던진 공에 맞는 것, 교통사고 등이 외상이다. 외인은 환자의 선택이 아닌 외부의 변화에서 비롯되었다는 의미이다.

불내외인은 담음痰飮과 어혈瘀血을 말한다. 물은 우리 몸에 가장 많은 구성성분으로 전체의 70% 이상을 차지한다. 이런 체액의 흐름이 정상적이지 못한 상태를 담음이라고 한다. 어혈이란 혈액의 정상적이지 못한 상태를 말한다. 발목을 삐어서 멍이 들거나 혈관에 생긴 혈전 등이 대표적인 어혈의 상황이다. 그래서 담음과 어혈을 우리 몸의 병리적인 물질이라고 말한다.

담음과 어혈은 병의 원인이면서, 다른 원인에 의해 2차적으로 발생하는 것이기도 하다. 내인, 외인으로 인해 담음과 어혈이 생길 수 있다. 노화나 장부 기능의 이상으로 발생할 수도 있다. 그래서 담음과 어혈은 환자 자신의 선택으로 인한 것_{내인}인지, 환자 외부의 변화에 의한 것인지_{외인} 분류할 수 없으며 어디에 발생했느냐에 따라 다양한 질병을 유발하기 때문에 불내외인이라고 표현한다.

당뇨병의 원인을 한의학적으로 살펴본다면 이렇게 설명할 수 있다. 내인인 음식상, 칠정상, 과로상이 복합적으로 몸의 장부 기능에 영향을 미치고, 불내외인인 담음과 어혈이 몸속에 생겨 당뇨병이 발생한 것이다.

단, 환자에 따라 주된 원인에 차이가 있다. 어떤 환자는 내인 중에 칠정상이 주된 원인으로 작용하여 장부 기능 이상을 초래한 상황에서 음식상이 더해져 당뇨병이 발생한다. 어떤 환자는 평상시 영양 섭취가 불균형하고 간식, 야식을 좋아하여 음식상에서 출발하였고 그로 인해 담음이 쌓여서 당뇨병이 발생한다. 앞의 환자는 칠정상, 스트레스로 인한 문제를 해결하고 치료해야 병의 원인을 치료하는 것이다. 뒤의 환자는 음식 섭취 문제를 바로잡아야 병의 원인을 해결하는 것이다. 그런데 원인의 구분 없이 모든 환자가 음식 관리만 한다면 앞의 환자는 당뇨병의 근본적인 해결이 어렵다. 따라서 당뇨병 원인을 찾기 위한 한의학적인 진단이 필요하다.

진료에서 당뇨병의 원인이 된 잘못된 생활 습관을 듣게 된 환자 중에는 자신과 같은 습관을 가졌음에도 당뇨병이 없는 사람을 거론하는 경우가 있다. 이런 경우는 개인의 체질 특성과 장부 기능의 상황이 다른 것이므로 개인의 장부 기능 이상을 찾는 것이 한의학적 진단의 목적이 된다.

만약 10명의 사람을 한 공간에 두고 열흘 동안 물만 섭취하도록 한다면 열흘 뒤 10명의 사람은 모두 같은 불편 증상을 호소할까? 그렇지 않을 것이다. 어떤 사람은 다리에 힘이 없다고 하고, 어떤 사람은 너무 어지럽다고 할 것이고, 어떤 사람은 눈의 이상을 호소할 수가 있다. 이러한 차이는 평소 개인의 몸 상태, 장부 기능의 상황에서 비롯된다.

모든 당뇨병 환자에게 췌장의 이상, 인슐린 분비의 부족이 있는 것이 아니라고 앞에서 설명했다. 이 환자들에게는 인슐린 분비가 충분하지만 인슐린의 작용을 방해하는 문제가 있는 것이다. 인슐린의 작동을 방해하는 인슐린 저항성이 되는 몸의 문제가 바로 개인별 장부 기능의 이상이다. 이를 찾는 것이 한의학적 진단과정이다.

간, 심장, 비, 폐, 신장 오장 기능의 이상에 따라 환자가 호소하는 증상이 다르고 맥진, 설진, 복진에서 나타나는 징후가 다르다. 또한 태음인, 태양인, 소양인, 소음인의 사상체질 장부 특성에 따라 환자들의 합병증 양상이 발 저림, 망막 질환, 신장 기능 저하 등으로 서로 다르게 나타날 수 있다. 따라서 한의학적 진단을 통해 개인별 장부 기능 이상과 체질 특성을 찾는 것은 매우 중요하다.

한의학적으로 당뇨병의 유형을 구분한다

서양의학에서는 당뇨병 유형을 췌장의 인슐린 분비 기능에 따라 1형 당뇨병과 2형 당뇨병으로 구분하고 있다. 당뇨병 환자의 95% 이상은 2형 당뇨병이다. 2형 당뇨병은 췌장의 인슐린 분비 기능에 이상이 없는 것으로, 인슐린의 작동을 방해하는 인슐린 저항성이 있다고 한다. 그러나 인슐린 저항성이 구체적으로 무엇인지 찾지 않고, 환자 개인별로 적합한 치료 및 관리가 이루어지지 못하고 있는 것이 현실이다. 환자 개인별 생활 습관의 문제를 찾고 장부 기능의 이상과 체질적 문제를 한의학적으로 진단하여 그에 따라 환자를 구분하면 더 효과적인 당뇨병 치료와 합병증 예방이 가능할 것이다.

장부 기능의 문제에 따른 분류

당뇨병 환자의 장부 기능 문제에 따라 나타나는 증상이 다르다. 이를 상소上消, 중소中消, 하소下消 로 구분한다.

상소는 심장과 폐에 열이 침범한 것을 말한다. 갈증이 나고 물을 많이 마시는 증상이 특징이다. 식사량에 큰 변화는 없고 소변을 맑게 잘 보는 편이다.

중소는 위장에 열이 침범한 것을 말한다. 음식을 많이 먹지만 살이 찌지 않고, 소화가 잘되어서 빨리 배고픈 것이 특징이다. 갈증이 나고, 소변의 색이 벌거면서 누렇다.

하소는 신장에 열이 침범한 것을 말한다. 몸의 진액이 많이 소모되어 뼈마디가 시리고 근육이 여위며 골수가 손상되는 증상을 보인다.

갈증이 있지만 물을 많이 마시지 않고, 뿌연 소변을 본다.

상소에서 중소로, 중소에서 하소로 혹은 상소에서 하소로 진행될수록 환자의 상태가 위중하다고 본다.

생활 습관 문제에 따른 분류

당뇨병의 원인이 된 생활 습관 중 주된 요인에 따라 손상되는 장부가 다르다. 이에 따라 조열燥熱형, 적취積聚형, 담음어혈형으로 구분한다.

조열형 당뇨병은 스트레스로 인하여 심장과 폐에 열이 발생한 경우이다. 스트레스 때문에 생긴 부적절한 생활 습관이 당뇨병의 원인이 된다. 입 마름이 심하며, 수면장애가 발생하는 특징이 있다. 신경이 예민해지고 혈액 순환이 원활하지 못해 새벽녘 손발 저림 증상이 나타난다. 탈모, 피부 가려움, 두통, 어지러움이 동반되는 경우가 많다.

적취형 당뇨병은 부적절한 음식 습관으로 인해 비위에 열이 발생한 경우이다. 과식, 야식과 같은 잘못된 식습관의 지속, 기름진 음식과 인스턴트식품과 같은 건강에 좋지 않은 음식의 과다 섭취 때문에 몸에 노폐물이 쌓인 것이다. 이로 인해 비만이 유발되고 당뇨병이 발생한다. 지방간, 근육통, 소화불량, 변비를 동반하는 경우가 많다.

담음어혈형 당뇨병은 다른 질환을 앓고 있는 과정에서 당뇨병이 이차적으로 발생한 것이다. 담음과 어혈은 체액과 혈액의 병리적 물질을 말하며 이로 인해 다른 질환이 발생하므로 불내외인이라고 표현한다고 앞서 설명하였다. 심혈관 질환고혈압, 뇌경색, 협심증 등, 부인과 질환자궁근종 등, 갑상선기능항진증, 암 등 다양한 질환의 치료 과정에서 이차적으로 당뇨병이 발생하는 사례가 많다. 만성 난치 질환은 체액과 혈액의 흐름에 장애가 유발된 상황이므로 담음어혈이 생길 수밖에 없다. 이 때문에 발생한 당뇨병은 다시 기존 질환의 위험요소가 되므로 적극적인 치료 및 관리가 필요하다. 덧붙여 만성 난치 질환을 치료하는 과정에서 사용한 약물과 시술로 인해 당뇨병이 유발되는 경우도 있다. 담음어혈형 당뇨병은 전반적인 건강의 회복을 고려하며 당뇨병 치료가 이루어져야 한다.

체질 특성에 따른 분류

체질이란 타고난 몸의 특성을 말한다. 체질에 따라 당뇨병의 특성이 다르게 나타나는데 여기에선 사상체질에 따른 분류를 설명한다.

태음인의 당뇨병은 조열병이다. 태음인은 일에 대한 성취욕이 강하다. 다른 사람보다 더 많은 결과물을 얻으려고 하는 마음으로 인해 스트레스를 받는다. 그 스트레스로 간열肝熱이 심해지고 폐조肺燥가 유발되어 당뇨병이 생긴다. 입 마름이 증가하고 소변을 자주 보게 된다. 태음인은 평소 건강한 체격이므로 당뇨병으로 인해 살이 빠져도 평균 체중보다는 과체중에 해당한다. 식욕 과다, 지방간, 고혈압 등이 동시에 발생하기도 쉽다. 걱정이 반복되면 가슴이 두근거리는 증상도 있을 수 있다. 태음인 조열병이 있는 경우 혀를 보면 연한 분홍색이며 갈라진 줄을 발견할 수 있다. 치료에는 스트레스로 인한 심리 문제의 해결이 매우 중요하다.

소양인의 당뇨병은 소갈이다. 소양인은 평소 스트레스를 잘 받지 않지만 한 번 화가 나면 분노하는 경향이 있다. 안구 건조, 눈 충혈, 두통 등이 발생하기 쉽다. 가슴이 답답하고 물을 많이 마시며 소변을 자주 보되 소변량이 적은 편이다. 소양인은 평소 체중 증가가 많지 않은데 당뇨병이 생기면 살 빠짐이 심할 수 있다. 당뇨병으로 인해 살이 빠져서 다리가 가늘어지고 많이 먹어도 살이 찌지 않는다. 소양인 소갈이 있는 경우 혀를 보면 다홍색인 경우가 많다.

소음인의 당뇨병은 식소食消이다. 소음인은 생각이 많고 작은 일에도 걱정이 많다. 이로 인해 잠을 못 자면 손발 저림과 피로감이 발생하기 쉽다. 소화 기능이 약한 소음인은 보통 과식하지 않는데 당뇨병이 발생하면 입맛이 당겨서 이전보다 더 많이 먹는다. 소음인의 당뇨병은 위험하게 진행되므로 초기에 빠르게 치료하는 것이 중요하다. 혈당 조절이 비교적 잘되는데 소변에서 당이 나오는 소음인들도 있다. 소음인 식소가 있는 경우 혀를 보면 끝부분이 딸기처럼 오돌토돌한 경우가 많다.

태양인의 당뇨병은 간허肝虛이다. 태양인은 타고나길 평소 간 기능이 좋지 않다. 항생제 등의 양약을 복용하면 몸이 피곤하거나 불편한 경우가 많다. 간은 우리 몸에서 당을 저장하고 필요할 때 혈액으로 내보내 적절한 영양 대사를 하는 중요한 장부이다. 이러한 간의 기능이 약하여 당뇨병이 발생한다. 태양인의 간허는 눈의 피로, 안구 건조, 체중 감소 및 근육 약화, 심한 피로감이 나타나게 된다.

한의학에는 당뇨병에 대한 기록이 많다. 당뇨병 환자들이 호소하는 증상들, 당뇨병 환자의 변화 과정, 이에 대한 원인 고찰, 치료 방향에 대한 기록들이 많이 있으며 오래전부터 치료에 이용되어 왔다. 앞서 이야기했던 세종대왕의 당뇨병 치료 역시 많은 의학 기록을 참고하여 세종대왕의 몸을 진찰하고, 원인에 따른 한의학적 치료가 몸의 상태에 알맞게 이루어졌을 것이다.

한의학적 진단으로
얻을 수 있는 장점

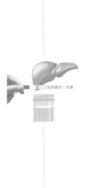

한의학의 당뇨병 근본 치료 방법

한의학에서는 병을 치료할 때 반드시 그 근본 원인을 바로잡아야 한다고 하였다. 한의학의 당뇨병 근본 치료를 이해하기 위해 앞에서 자세히 설명했던 당뇨병의 원인과 당뇨병 합병증이 발생하는 원인을 요약하여 보자.

당뇨병이 발생하는 근본 원인

– 혈당을 상승시킨 잘못된 생활 습관

– 소변에서 당이 나오게 된요당을 발생하게 한 몸의 대사 기능 문제

당뇨병 합병증이 발생하는 원인

- 요당으로 인해 몸에서 사용되어야 할 에너지원의 소실

- 요당으로 인한 탈수와 무너진 전해질 균형

- 혈당을 상승시킨 잘못된 생활 습관과 요당이 나오게 된 몸의 문제 지속

- 장기간의 고혈당이 일으키는 혈관 손상

이 원인들을 해결하고자 하는 것이 한의학적 당뇨병 치료와 관리의 목적이다. 원인들의 해결은 다음의 차례대로 진행하는 것이 중요하다.

1단계는 잘못된 생활 습관을 바로잡는 것이다.

사람에게 병이 생기는 원인은 모두 생활 속에서 찾을 수 있다. 모든 질환이 스트레스에서 비롯된다고 할 정도로 현대인들은 스트레스로 인한 몸의 손상을 크게 받고 있다. 스트레스는 심장과 간에 열을 유발한다. 장기간 지속될 경우 다양한 위험을 초래한다.

건강에 좋다는 식품, 당뇨병에 좋다는 식품을 무분별하게 섭취하는 습관은 병을 악화시킨다. 사람마다 당뇨병의 원인이 다르고 몸 상태와 체질이 다름에도 당뇨병에 좋다는 식품을 무분별하게 섭취하여 병이 더욱 진행되는 경우가 많다.

개인의 체질과 현재 몸 상태에 맞는 적정 수준의 운동, 식이 조절 및 스트레스 관리를 통해 병의 근본 원인을 바로잡는 것이 기본이다. 당뇨병 환자에게 필요한 생활 습관의 교정이 탄수화물 섭취를 제한하고 무리하게 운동하는 관리가 아니라는 것을 명심하기 바란다.

2단계는 몸의 문제를 바로잡는 것이다.

잘못된 생활 습관을 바로잡는 노력을 장기간 지속하면 몸의 장부 기능을 정상화할 수 있다. 그러나 모든 일에는 때가 있다는 말처럼 치료가 적절한 시기에 이루어지는 것도 중요하다. 몸의 장부 기능을 한약 치료와 침 치료로 안정시키는 것이 당뇨병 환자에게는 효과적이며 효율적이다.

한약과 침 치료는 한의사의 진단과 처방으로 이루어진다. 환자의 체질, 현재 증상, 당뇨병의 원인을 분석하고 진단하는 것이 우선이다. 진단한 대사 기능 장애를 유발하고 요당을 발생하게 한 장부 문제를 치료한다. 대사 기능을 안정시켜 요당을 줄이고 결과적으로 혈당이 안정되도록 한다.

당뇨병 전단계_{공복혈당장애, 내당능장애}, 혈당은 정상이지만 요당이 있는 경우, 임신성 당뇨병은 2단계가 매우 중요하며 이를 통해 당뇨병이 만성이 되지 않도록 해야 한다.

3단계는 혈당 수치를 바로잡는 것이다.

1단계에서 혈당이 올라가게 된 생활 습관을 개선하고, 2단계에서 요당이 발생한 몸의 장부 기능 이상을 치료한다면 혈당은 안정될 것이다. 그러나 1형 당뇨병처럼 인슐린 분비량이 절대적으로 부족한 경우에는 혈당의 안정화를 위해 인슐린 투여 치료를 해야 한다. 그리고 급성합병증인 고삼투압성 고혈당, 케톤산증이 있을 때도 혈당의 안정을 위해 서양의학적 치료가 필요하다.

만약 양약 복용과 인슐린 투여 과정에서 저혈당을 겪거나 혈당의 변화가 심하다면 한약과 침 치료를 통해 혈당의 안정을 도울 수 있다. 서양의학적 당뇨병 치료를 진행하는 과정에서 조절되지 않는 혈당 대사 상황을 한약 치료로 우선 안정시키고 근본 치료인 1단계와 2단계를 그 후에 진행하는 것이다. 당뇨약을 복용하는데 혈당 수치가 계속 올라간다는 것은 해당 약물로 혈당 조절이 안 되는 것이고, 혈당이 상승한 원인인 생활 습관과 몸의 문제가 개선되지 않고 있다는 의미이다. 따라서 근본 치료에 앞서 심한 혈당 변화로 인한 문제가 오지 않도록 혈당 대사를 안정시키는 치료가 필요할 수 있다.

과거에는 노인성 질환으로 여겨졌던 당뇨병이 최근에는 20~30대 젊은 연령층에서도 많이 발생하고 있다. 한의학에서는 당뇨병을 치료가 가능한 질환으로 본다. 한의학적 당뇨병 치료는 단계별, 개인별 맞춤으로 진행된다. 당뇨병이 발생하게 된 개인의 생활 습관 문제와 몸의 문제를 바로잡도록 한의학적 당뇨병 치료가 이루어진 후 건강 관리를 위한 보편적인 생활 습관을 유지한다면 더 이상 한약 및 양약을 복용하지 않아도 스스로 혈당이 조절되는 건강한 생활이 가능할 것이다.

당뇨병을 진료하는 한의원의 치료 과정

2천 년 전, 심지어 기원전에도 당뇨병이 있었다. 한의학에는 당뇨병의 치료 기록이 많이 남아 있지만 현재는 당뇨병을 치료하는 한의원을 생소하게 생각하는 사람들이 많다. 필자가 속한 한의원 외에도 당뇨병을 진료하는 한의원들이 있지만 의사들의 처방이 모두 같지 않듯 한의원들의 치료 방향도 완전히 같지는 않다. 이 책에서는 필자가 속한 한의원의 예를 통해 당뇨한의원의 치료 과정을 살펴본다.

당뇨병 환자의 관리와 치료 목표는 약물로 혈당을 안정시키는 것에 그치지 않는다. 치료를 통해 요당이 발생하지 않도록 하고 몸이 스스로 혈당을 조절할 수 있도록 몸의 회복을 목표한다. 한의원에서는 한약 및 침 치료, 생활 습관 교정으로 심장과 간에 오래도록 쌓여 있는 열을 제거하고 몸의 병리적 물질인 담음과 어혈을 제거한다. 그 결과 간, 췌장, 신장의 기능이 회복되고 간과 근육, 각 조직 기관들이 영양분_{혈당}을 원활하게 사용할 수 있도록 한다.

치료 과정의 첫 번째는 환자와의 소통을 바탕으로 한 정확한 진단이다.

정확한 진단을 위해 당뇨병과 관련된 검사들을 확인하고 환자가 자신의 검사 결과들을 이해할 수 있도록 소통한다. 대부분의 환자들은 병원에서 혈액 검사와 소변 검사를 통해 당뇨병 진단을 받고 있다. 한의원에 올 때 결과지를 가져오면 환자들이 어려워하는 검사 내용들에 대해 상세하게 설명하고 현재 당뇨병의 진행 정도를 파악한다.

환자의 몸과 생활 습관에 대해 진단한다. 당뇨병이 생긴 근본 원인은 환자 개인의 생활 습관과 체질적 특성에 있다. 한의학적인 진단 방법을 사용하여 당뇨병을 유발하게 된 잘못된 생활 습관을 찾고 장부 기능의 이상이 나타난 부분을 진단한다.

다음 과정은 혈당 관리만이 아닌 당뇨병의 원인을 치료하는 개인 맞춤 치료 과정을 설계하는 것이다.

개인별 잘못된 생활 습관을 교정한다. 개인마다 다른 몸 상태와 당뇨병의 원인을 고려하지 않고 혈당만을 낮추기 위한 무리한 식이 제한과 운동은 중단하도록 한다. 수면 습관, 식사 습관, 운동 수준을 환자의 몸 상태에 맞게 하도록 해야 한다.

개인별 장부 기능의 문제를 한약으로 치료한다. 요당이 나오지 않고 몸이 스스로 혈당을 조절할 수 있도록 장부 대사 기능의 문제를 해결하기 위한 한약을 처방한다. 질병을 치료하기 위한 세 가지 정성이 있다고 한다. 약을 짓는 처방하는 정성, 약을 달이는 정성, 약을 먹는 정성이다. 이 중 환자의 몫은 약을 먹는 정성이다. 환자는 당뇨병 치료를 위해 정성껏 한약을 챙겨 먹으면 된다.

마지막 과정은 건강 유지를 위한 치료 마무리와 재발 방지 계획이다.

혈액 검사와 소변 검사 결과에서 당뇨병 관련 지표들이 정상 수치를 보이면 치료가 마무리된다. 인위적으로 혈당만을 떨어뜨리는 치료가 아닌 몸의 문제를 해결하고 생활 습관이 교정되어 몸이 스스로 혈당을 조절하는 기능이 회복되었으므로 한약을 중단해도 혈당이 상승하지 않는다.

그러나 질병의 완치란 늦게 잠을 자고 야식이나 인스턴트식품을 많이 먹는 등 마음대로 생활해도 질병이 재발하지 않는다는 의미가 아니다. 완치, 치료 종료란 누구나 하는 보편적인 건강 관리를 노력할 때 약을 복용하지 않아도 혈당이 유지되고 당뇨병이 재발하지 않는다는 의미이다.

나의 당뇨병 원인과 진행 상태를
스스로 확인해보자

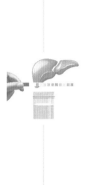

　다음은 당뇨병의 원인과 진행 상태에 따라 환자에게 필요한 사항을 정리한 내용들이다. 이 책을 읽고 있는 당뇨병 환자라면 자신이 다음의 경우들 중 어디에 가까운지 확인해보고, 문제를 해결하기 위해 무엇을 해야 하는지 답을 찾길 바란다.

당뇨 탈출을 위한 개인별 원인 찾아보기

－ 식후혈당은 관리가 되지만 공복혈당이 높다.

－ 화가 나면 감정 조절이 어렵다.

－ 최근에 혈당 수치가 300mg/dl 이상으로 오른 적이 있다.

▷ 위의 항목 중 두 가지 이상 해당한다면 '스트레스로 인한 간과 심장의 열'이 당뇨병의 원인일 가능성이 높다.

▶ 실천해야 할 사항

간과 심장의 열을 해소하기 위해 수면 관리가 가장 중요하다. 밤 11시 이전에 잠을 잘 수 있도록 늦은 저녁에 음식을 먹거나 전자기기를 사용하는 습관을 멀리해야 한다. 늦어도 밤 11시에 자서 가능하다면 8시간 동안 자도록 한다.

- 밥보다 국수, 라면을 즐겨 먹고 군것질을 자주 하는 편이다.
- 야식을 자주 먹는 편이다.
- 먹는 음식에 따라 혈당 수치 변화가 크다.

▷ 위의 항목 중 두 가지 이상 해당된다면 '부적절한 식습관으로 인해 노폐물인 담음이 발생한 것'이 당뇨병의 원인일 가능성이 높다.

▶ 실천해야 할 사항

밀가루 음식, 인스턴트식품 섭취량을 현재의 1/3로 줄인다. 매일 한식 위주의 식사를 하도록 한다. 한의원에서 체질을 정확하게 진단받은 후 본인에게 도움이 되는 음식과 건강기능식품을 섭취한다.

당뇨 탈출을 위한 개인별 당뇨병 진행 상태 파악하기

– 건강검진에서 당뇨병을 진단받았다.

– 20대 이후에 성인 당뇨병을 처음 진단받았다.

– 소변 검사에서 요당은 나오지 않는다.

▷ 위의 항목 중 두 가지 이상 해당된다면 췌장의 인슐린 분비가 정
   상인 2형 당뇨병의 초기이다.

▶ **실천해야 할 사항**

인슐린의 작용을 방해하는 몸의 문제 인슐린 저항성의 구체적 내용를 찾아
서 치료한다. 당뇨병 완치를 하기에 적합한 시기이다. 평생 혈당 관리
가 아닌 당뇨병 치료를 반드시 시작하기 바란다.

– 당뇨병이 5년 이상 되었다.

– 당뇨약 이외에 먹고 있는 양약이 있다.

– 바쁜 일상 속에서 혈당 관리는 약에 의존하고 있다.

▷ 위의 항목 중 두 가지 이상 해당된다면 췌장의 인슐린 분비 기능
   은 정상인 상태이다. 그러나 양약에 의존하여 혈당을 관리하고
   있고 몸의 대사 기능 문제가 그대로 있으므로 혈당 관리만으로
   당뇨병 합병증을 예방하기 어렵다. 요당이 발생하고 공복혈당이
   상승할 수 있으므로 소변 검사를 꼭 해보기 바란다.

▶ 실천해야 할 사항

혈당 관리만 해서는 안 된다. 잘못된 생활 습관을 바로잡고 몸의 장부 기능 문제를 치료해야 한다. 약에 의존해온 몸의 내성을 해결하기 위해서도 한약 치료의 도움이 필요하다. 생활 관리는 당뇨병의 원인을 찾는 앞의 내용을 보고 자신에게 맞는 것을 실천해야 한다.

- 당뇨약을 먹어도 혈당이 조절되지 않는다.
- 인슐린 주사 또는 인슐린 펌프를 사용하고 있다.
- 탄수화물 섭취를 최대한 줄이려고 한다.
- 저혈당 증상을 경험한 적이 있다.
- 당뇨약 이외에 복용하는 양약이 세 가지 이상이다.
- 당뇨병성 망막 질환, 발 저림, 신장 기능 저하부종, 단백뇨 등 중 한 가지 이상이 있다.

▷ 위의 항목 중 네 가지 이상에 해당한다면 당뇨병 합병증이 발생한 상태일 가능성이 매우 높다. 반드시 당뇨병을 진료하는 한의원에서 현재의 몸 상태에 대해 정확히 진단받아야 한다.

▶ 실천해야 할 사항

현재 발생한 당뇨병 합병증의 치료와 몸의 회복을 최우선으로 해야 한다. 당뇨병이 오래 진행된 만큼 현재 자신의 생활 습관과 혈당 관리 방법을 검토하여 바로잡아야 한다. 일차적인 생활 관리는 몸의 상태가 더 나빠지지 않도록 하는 것이다. 몸의 증상과 합병증이 사라지면 당뇨병을 만든 원인을 찾는 앞의 내용을 보고 자신에게 맞는 것을 실천해주어야 한다.

　다시 한번 설명하지만 당뇨병 치료, 완치의 의미를 잘 이해해야 한다. 수면을 마음대로 하고 음식을 마음대로 먹어도 당뇨병이 재발하지 않는다는 의미가 아니다. 이러한 행동을 한다면 당뇨병뿐만 아니라 어떤 질환이든 재발할 것이다. 보편적인 건강 관리를 지속함으로써 혈당 대사가 안정되고 몸이 건강을 유지하는 상태가 당뇨병의 완치이다. 앞의 내용을 통해 자신의 몸 상태를 확인하였다면 지금부터 올바른 당뇨 관리와 치료를 시작해보자.

당뇨병의 기간이 짧으면
치료도 빠를까?

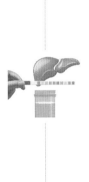

우리에게 익숙한 당뇨약은 혈당만을 낮추기 위한 목적으로 개발된 양약이다. 당뇨병을 진단받으면 혈당 관리를 위해 평생 당뇨약을 복용해야 한다는 것이 오늘날의 일반적인 인식이다. 반면 한약 복용으로 이루어지는 당뇨병 치료, 당뇨병 합병증 예방을 위한 치료는 종결 시기가 있다. 치료 종결 시기는 환자의 몸 상태와 당뇨병의 기간에 따라 달라진다.

최근 건강검진에서 혈당 수치가 높게 나와 당뇨병을 진단받았다면 초기 당뇨병에 해당한다고 할 수 있다. 이때는 증상이 없는 경우가 대부분이며 증상이 있더라도 가벼운 편이다. 당뇨병을 진단받은 초기라면 한의학적 치료를 통해 바로 혈당이 안정되고 몸의 컨디션 개선이 이루어질 수 있다.

혈당 안정과 증상 개선, 컨디션 회복을 위한 치료 기간은 3~6개월 정도 소요된다. 이후 한약 복용을 줄여가며 올바른 생활 관리를 실천하여 몸이 스스로 혈당을 조절하고 건강을 유지하도록 만드는 대사 안정기가 3~6개월 필요하다.

당뇨병을 진단받은 후 오랜 기간 양약을 복용하였거나 혈당을 낮추기 위한 관리만 한 경우 치료 기간이 6개월 이상 필요하다. 이 경우는 양약에 대한 몸의 내성 수준에 따라 치료 기간의 차이가 발생한다.

양약을 줄여가고 혈당이 유지될 수 있도록 하는 양약 내성 회복기가 3~6개월 소요된다. 이후 양약 없이 혈당을 안정시키고 증상을 개선하는 치료가 3~6개월 필요하다. 마지막으로 한약 복용을 줄이며 올바른 생활 관리를 실천하여 몸이 스스로 혈당을 조절하고 건강을 유지할 수 있도록 3~6개월의 대사 안정기가 필요하다.

당뇨약을 많이 복용하고 있거나 인슐린을 투여하는 환자, 당뇨병 합병증이 이미 발생한 경우는 건강 회복이 우선이다.

장부 기능을 회복하기 위한 치료가 6~12개월 소요된다. 이 기간 동안 간과 신장 기능의 회복, 불편 증상의 치료, 컨디션의 회복이 이루어진다.

이후 3~6개월은 당뇨병 합병증을 예방하기 위한 치료 기간이다. 췌장의 인슐린 분비 정도, 간의 대사 기능 회복 정도, 신장 기능 회복 정도에 따라 환자의 몸을 치료하고 생활 습관을 바로잡아 합병증을 예방하도록 한다.

마지막으로 환자마다 치료 진행 정도와 치료 가능성, 치료 만족도에 따라 추가 치료 계획을 설정하고 진행한다. 이러한 개인별 맞춤 회복기는 인슐린 투여를 중단하거나 양약 복용을 중단해도 건강 회복이 가능할 정도로 치료가 진행되는 환자에게 권장하여 시행한다.

당뇨병 합병증의 원인으로 높은 혈당 수치만을 생각하는 환자들이 많다. 하지만 혈당을 내리기 위해 열심히 관리했는데도 당뇨병 합병증으로 고생하는 환자들도 많다. 당뇨병 합병증을 예방하고 싶다면 혈당이 올라간 원인을 찾아 개인에게 맞는 생활 관리를 실천하고 몸의 문제를 치료하는 것이 필요하다. 결국 당뇨병 치료가 필요한 일이다. 당뇨병 완치를 통해 건강한 생활을 누리길 바란다.

공복혈당만 관리가 안 되는데
치료할 수 있을까?

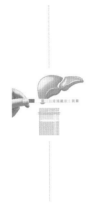

혈당을 낮추기 위해 매일 식단 관리와 운동에 노력하면서 혈당 측정을 열심히 하는 환자들이 있다. 그중에는 공복혈당과 식후혈당을 구분해서 측정하는데 공복혈당만 좀처럼 떨어지지 않는다며 스트레스를 호소하는 경우가 많다. 공복혈당만 조절이 어렵다면 다음의 내용을 주의 깊게 읽기 바란다.

공복혈당은 언제 측정하는 것일까? 잠자리에서 일어나 활동을 시작하기 전의 시간에 측정하는 것이 공복혈당이다. 수면에서 막 깨어난 몸은 신진대사가 활발한 때의 몸과 다르다. 더 구체적으로 말하자면 두 가지 상황에서 우리의 몸이 사용하는 에너지 상태가 다르다. 혈당은 우리 몸의 조직들이 사용하는 에너지원이다. 수면에서 막 깨어난 상태의 몸은 아직 혈당을 많이 요구하고 있지 않다. 따라서 공복혈당은 다른 시간대의 혈당보다 낮게 나타나는 것이 일반적이다. 그런데 공복혈당이 높다면 무엇이 문제일까?

첫 번째는 수면에 문제가 있는 경우이다.

우리가 잠을 잘 때는 뇌도 휴식을 취한다. 뇌는 우리 몸에서 당을 가장 많이 사용하는 기관이다. 뇌뿐만 아니라 다른 장부 기관들도 잠을 자는 동안에는 생명 유지를 위한 최소한의 에너지를 요구한다. 그런데 늦게 자고, 꿈을 많이 꾸고, 자주 깨는 등 수면의 질이 좋지 않다면 뇌를 비롯한 몸의 장부 기관들이 휴식을 온전히 취하기보다 활동하는 상태에 가깝다. 따라서 에너지원인 당을 요구하게 되어 혈당이 올라가게 된다.

두 번째는 간 기능 또는 췌장 기능에 문제가 있는 상황이다.

우리 몸의 조직이 필요로 하는 에너지를 공급하고 남은 혈당은 몸밖으로 배출되는 것이 아니라 다음에 사용하기 위해 몸에 저장된다. 췌장에서 분비되는 인슐린은 혈당을 간, 지방, 근육세포 등으로 넣어주는 역할을 한다. 혈당은 주로 간에 저장되고 필요할 때 간에서 다시 혈액으로 내보내진다.

양약을 복용하는 것으로 혈당을 관리하는 많은 환자들에서 공복혈당이 상승하는 일이 발생한다. 인위적으로 혈당을 조절하게 되면 간의 대사 기능 문제로 인해 수면 중에 혈당이 제대로 저장되지 못하게 된다. 또는 췌장의 인슐린 분비 기능이 양약에 의존하게 되어 수면 중 인슐린 분비 시스템에 문제가 생기면 혈당이 올라가게 된다.

식후혈당은 인슐린의 작동 능력을 반영한다. 음식을 먹은 후 소화 과정에서 얻은 포도당을 간, 지방, 근육에 저장시켜 주는 인슐린의 분비가 원활하다면 식후혈당은 정상적으로 조절될 수 있다. 그런데 식후혈당과 달리 공복혈당이 올라간다면 약에 의존한 혈당 관리로 인해 몸의 대사 기능에 문제가 발생한 것이므로 장기적으로 양약의 복용량이 늘어날 수 있다. 혈당도 지속적으로 상승할 수 있다. 공복혈당 관리가 어렵다면 한약 치료를 통한 간의 대사 기능 회복과 수면장애 개선이 필요하다.

당뇨 발 증상이 좋아지려면
어떻게 해야 할까?

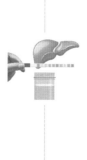

당뇨병 합병증 중에 대표적인 것이 당뇨병성 말초신경병증이다. 흔히 당뇨 발이라고 표현하기도 한다. 다리나 발의 시림 혹은 저림 증상이 특징이기 때문이다. 새벽에 다리가 저리거나 아침 기상 때 다리가 뻣뻣하게 굳는 느낌을 호소하기도 한다.

당뇨병 환자들은 말초신경병증을 두려워한다. 증상이 심한 경우 발이나 다리에 상처가 났을 때 잘 회복되지 않기 때문이다. 더욱 심한 경우 괴사가 진행되어 해당 부위를 절단해야 하는 위험도 있다.

많은 사람들이 당뇨병성 말초신경병증에 대해 높은 혈당이 말초혈관을 손상시켜 나타나는 것이라고 생각하고 있다. 하지만 어느 정도로 혈당이 높아야, 어느 기간 동안 높은 혈당이 유지되어야 말초혈관을 손상시키는지는 명확하게 밝혀져 있지 않다. 당뇨 발로 고민이 크다면 다음 내용을 천천히 이해해보면서 도움이 되는 관리 방법도 알아보도록 하자.

    당뇨병 환자가 아닌 사람도 다리가 저리고 쥐가 나는 상황이 있다. 다리를 포개어 앉는 양반다리 자세를 오래 하거나 의자에서도 다리를 꼬고 오래 앉아 있으면 쥐가 날 수 있다. 이때는 한 자세를 오래 취했기 때문에 혈액 순환이 원활하지 못해서 다리가 저린 것이다. 어떤 사람은 오랜 시간 불편한 자세를 유지해도 다리가 저리지 않다. 사람마다 근육 상태와 몸의 상태가 다르기 때문이다. 그런데 고강도 훈련과 장시간 달리기에 익숙한 운동선수들도 다리에 쥐가 날 때가 있다. TV의 운동경기 중계를 보다가 선수의 발달한 근육에 발생한 경련을 눈으로 본 적이 있을 것이다. 이런 경우 선수에게는 그 당시 근육의 활동을 돕는 간의 영양 대사 기능과 심장의 혈액 순환 기능이 좋지 않은 개인적 이유가 있었을 것이다.

    다리가 저리거나 쥐가 나거나 다리 근육에 경련이 발생한다면 두 가지를 확인해야 한다. 먼저 증상을 유발한 직접적인 상황, 원인을 확인해야 한다. 평소에는 불편함이 없다가 갑자기 운동을 과하게 한 것이 원인이라면 휴식이 해결 방법이 될 수 있다. 다음으로 살필 것은 개인별 근육 상태, 간의 영양 대사 기능과 심장의 혈액 순환 기능이다. 특정한 자세를 오래 취한 것도 아닌데 자주 쥐가 난다면 이를 바로잡는 치료가 필요하다.

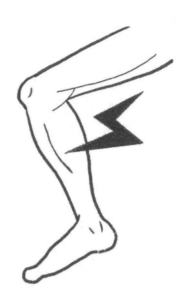

 당뇨병 환자들에게도 위의 내용을 생각해보아야 한다. 발 저림을 겪는 당뇨병 환자들은 특정 자세와 운동이 없는 상황에서 증상이 발생한다. 일상에서 근육 경련이 발생한다면 간의 영양 대사 기능과 심장의 혈액 순환 기능이 떨어진 경우가 많다. 따라서 평소의 수면 상태, 음식 섭취 상황이 양호한지 보아야 한다. 혈당 수치를 낮추기 위해 식사량을 줄이고, 수면의 질이 낮거나 양이 부족하다면 발 저림이 나타날 가능성이 높다.

 그리고 복용하고 있는 당뇨약을 확인해야 한다. 혈당은 몸에서 사용해야 할 중요한 에너지원이기 때문에 온몸을 순환한 혈액이 신장의 여과 작용을 거칠 때 혈액으로 재흡수가 된다. 그런데 현재 처방되고 있는 당뇨약 중에는 혈당 수치를 낮추기 위해 혈당의 재흡수를 막고 소변으로 배출시키는 기전의 약이 있다. 이 당뇨약은 하지 절단 위험이 보고된 바 있어 이를 복용하는 당뇨병 환자들은 발 관리에 더욱 신경을 써야 한다. 혈당을 인위적으로 소변으로 배출시키는 기전은 다른 부작용을 유발하기도 한다. 저혈당, 요로감염, 생식기감염, 신장 기능 저하, 체중 감소의 부작용 및 당뇨 발 증상을 겪고 있다면 이 약을 복용하고 있지 않은지 꼭 확인해보아야 한다.

당뇨 발 증상을 치료하기 위해서는 간의 영양 대사 기능과 심장의 혈액 순환 기능을 회복하는 것이 필요하다. 생활에서는 충분한 영양 섭취와 적절한 휴식이 도움이 된다. 식사는 영양소를 골고루 포함한 한식 식사가 좋다. 쌀밥과 전통 발효 음식을 먹도록 한다. 예를 들면 김치, 된장, 청국장 등의 음식이다. 가공식품과 군것질은 되도록 피한다. 숙면은 간과 심장의 기능 회복에 매우 중요하다. 밤 11시 이내로 늦지 않은 시간에 잠자리에 들도록 하고 7~8시간 충분히 자도록 한다. 반신욕은 혈액 순환에 큰 도움이 된다. 가을과 겨울에는 따뜻한 물에 몸을 담가 반신욕을 매일 또는 1주일에 3회 정도는 해주는 것이 좋다. 특히 밤이나 새벽에 잠을 자다가 다리가 저려서 깨는 사람이라면 반신욕을 열심히 하길 권장한다. 날이 따뜻한 봄과 여름에는 빠른 속도로 걷기 운동을 해주면 혈액 순환을 도울 수 있다. 운동은 매일 하기보다 1주일에 2~3번 규칙적인 유산소 운동을 하면 좋다. 체력에 따라 운동 강도와 시간을 조절해야 한다.

당뇨 발 증상이 있다면 소변 검사를 꼭 해보도록 한다. 실제로 소변 검사에서 요당이 검출되고 있고 대사 기능이 떨어져 있다면 한의학적 치료가 필요하다. 요당이 나오지 않도록 몸을 치료하는 것이 중요하다.

발이 시리다고 호소하는 당뇨병 환자도 많다. 추운 날씨가 아니고 발을 만졌을 때 실제로 차갑지 않은데도 시림을 느낀다면 신경이 예민해져 있는 것이다. 한여름에도 양말을 늘 신고 있거나 두꺼운 이불을 덮어도 발이 시리다고 호소한다. 이런 발 시림은 치아가 시린 상황에 비유해서 이해해볼 수 있다. 잇몸 근육이 약해지면 치아가 시리다. 다리와 발의 시림은 근육이 약해져서 외부 변화에 신경이 민감하게 반응하는 것이다. 이 경우에도 혈당을 낮추려고만 관리한다면 증상의 호전이 쉽지 않다. 요당이 나오면서 살이 빠지고 있다면 근육이 감소하기 때문에 신경이 민감해질 수 있다. 근육이 약해진 원인을 찾고 문제가 되는 대사 기능의 회복이 근본적으로 필요하다. 생활에서는 충분한 수면과 함께 영양 섭취를 잘 하도록 한다. 근육이 약해진 상황이므로 하체의 근육을 단련할 수 있는 근력 운동을 규칙적으로 꾸준히 해주는 것이 좋다. 근력 운동의 빈도는 2~3일에 1회 정도면 적당하다. 음식은 반드시 탄수화물을 잘 섭취하도록 한다.

당뇨병의 기간이 오래되었거나 이미 당뇨 발과 관련한 수술의 경험이 있다면 주의할 것이 있다. 바로 외부온도를 비롯한 자극에 의한 손상을 주의해야 한다. 항상 다리와 발 부위를 눈으로 살펴보도록 한다. 알지 못했던 상처가 생긴 것은 없는지 보아야 한다. 손상이 있다면 적절한 치료를 한다. 반신욕이나 족욕을 할 때는 따뜻한 물에 발을 넣기 전에 손으로 물 온도를 확인한다. 샤워나 목욕 후 다리와 발에 묻은 물기는 꼼꼼하게 닦아주도록 한다. 낮에 햇볕이 좋을 때는 다리와 발에 햇빛을 자주 쪼이는 것도 관리에 도움이 된다.

당뇨병을 치료하면 보기 좋게 살이 찔까?

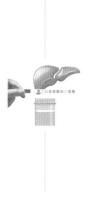

비만이 2형 당뇨병의 가장 주요한 원인이라고 이야기하는 사람들이 많다. 비만으로 인해 당뇨병이 유발될 수는 있다. 하지만 우리나라 당뇨병 인구의 절반은 비만 상태가 아니다. 살찌기를 원하는 마른 체형의 당뇨병 환자들이 비만인 사람들과 동일한 방법으로 혈당 관리를 한다면 체력 저하가 발생하고 살이 더 빠지는 일이 발생한다. 혈당 관리의 효과 역시 높지 않다.

마른 체형의 당뇨병 환자들이 발생하는 이유는 무엇일까? 스트레스는 뇌의 활동을 증가시킨다. 뇌는 포도당만을 에너지원으로 사용하므로 스트레스와 예민한 성향은 당뇨병의 원인이 될 수 있다. 마른 체형의 당뇨병 환자들은 스트레스와 예민한 성향을 개선하기 어렵기 때문에 당뇨병 치료와 살찌는 것이 쉽지 않다. 살이 찌려면 음식을 더 많이 먹어야 한다. 음식을 소화흡수 하여 추가적인 영양을 몸에 저장해야 살이 찐다. 하지만 혈당 수치 변화에 민감하게 반응하는 당뇨병 환자들은 음식을 적게 먹으려 한다. 따라서 마른 당뇨병 환자들은 당뇨병 치료와 함께 충분한 수면, 충분한 음식 섭취를 병행할 필요가 있다.

당뇨병 이전에도 마른 체형이었다면 수면 개선과 근력 운동이 도움 된다. 평소에도 살이 잘 찌지 않던 사람이라면 신경이 예민한 경우가 많다. 그 결과 머리와 가슴 쪽은 열이 몰려서 눈 충혈, 두통, 입 마름 증상을 겪을 수 있다. 반면 복부 아래로는 몸이 차고 기력이 떨어져 묽은 변, 다리 저림, 전립선비대증, 방광염 등의 증상이 있을 수 있다. 성향을 바꾸기는 쉽지 않지만 예민한 성향이 몸에 손상을 주지 않도록 관리해야 한다. 힘들더라도 밤 11시 이전에 눈을 감고 잠 잘 준비를 해야 한다. 운동으로는 근육량을 늘릴 수 있도록 1주일에 3~4회 무리가 되지 않는 강도로 근력 운동을 해주는 것이 좋다.

당뇨병이 생기고 나서 살이 빠진 사람이면 당뇨병 치료와 함께 체중을 회복할 수 있다. 소변으로 포도당이 빠져나가는 요당으로 인해 몸에 에너지 손실이 발생하면 부족한 에너지를 얻기 위해 지방과 근육의 분해가 일어난다. 이 때문에 살이 빠졌다면 당뇨병을 치료함으로써 살을 다시 찌울 수 있는 것이다. 이런 경우는 당뇨병 치료를 위해 가장 먼저 수면 습관을 바로잡아야 한다. 몸의 대사 기능을 회복하기 위해서 밤 11시 이전에 자고 충분히 자야 한다. 또한 인스턴트식품을 주로 먹거나 군것질로 끼니를 때우는 습관을 개선해야 한다. 적은 양이라도 한식 식사를 하는 습관을 만들어서 몸에 필요한 영양을 잘 공급해주어야 한다.

　마른 체형의 당뇨병 환자, 당뇨병이 생긴 이후로 살 빠지는 것에 민감한 환자들은 수시로 혈당과 몸무게를 측정하면서 스트레스를 받기 쉽다. 스트레스를 받으면 혈당은 더 오르고 체중은 더 감소하는 악순환이 발생하기도 한다. 따라서 혈당과 몸무게는 매일 측정하는 것보다 아무리 많아도 1주일에 2~3일만 비슷한 시간대에 측정하는 것이 치료에 더욱 도움이 된다.

당뇨약과 인슐린 투여를
줄일 수 있을까?

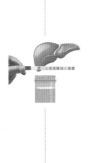

　서양의학에서는 당뇨병 환자를 어떻게 치료하고 있을까? 인슐린 분비가 절대적으로 부족한 1형 당뇨병 환자에게는 인공으로 합성한 인슐린을 투여한다. 몸에서 정상적으로 인슐린을 충분하게 분비하지 못하기 때문에 평생 인슐린 투여가 필요하다. 인슐린 분비가 충분하지만 인슐린의 작용이 원활하지 못한 2형 당뇨병 환자에게는 혈당을 낮추기 위한 약물을 투여한다. 복용하는 형태의 약물을 흔히 당뇨약이라고 말한다. 간에 저장되어 있던 포도당이 혈관으로 나오는 것을 막거나 췌장의 인슐린 분비를 직접 혹은 간접적으로 촉진시키는 것이 당뇨약의 기전이다. 복용하는 약물로 혈당 조절이 잘 되지 않으면 인슐린 분비가 충분한 환자이지만 인공합성 인슐린을 투여하도록 한다. 당뇨약과 인슐린 주사는 사용하기 시작하면 평생 중단할 수 없다고 알려져 있다. 서양의학에서 당뇨병은 치료할 수 있는 질환이 아니라 약물을 사용하여 혈당 수치를 평생 관리해야 하는 질환이기 때문이다. 그래서 서양의학에서는 당뇨병 환자를 치료한다는 표현보다 관리한다고 표현하는 것이 더 마땅할 것이다.

하지만 한의학에서 당뇨병은 치료가 가능한 질환이다. 많은 당뇨병 환자들이 평생 관리가 아닌 병의 치료와 건강 회복을 위해 당뇨병을 진료하는 한의원에 방문하고 있다. 이 책의 내용들을 통해 당뇨병이 치료할 수 있는 질환이라는 것을 이해하였다면 혈당만을 낮추기 위한 약물들을 중단할 수 있다는 것도 이해할 수 있을 것이다.

현재 당뇨약이나 인슐린 주사를 사용하고 있다면 다음의 내용들을 꼭 알고 있도록 해야 한다.

첫째. 당뇨약을 복용하거나 인슐린 주사를 투여하는 것만으로 당뇨병 합병증을 완전히 예방할 수는 없다.

당뇨병 환자들은 혈당이 상승하면 합병증이 온다고 알고 있어서 당뇨약을 열심히 복용한다. 하지만 당뇨약 복용이나 인슐린 사용에도 불구하고 당뇨병의 기간이 오래되면 당뇨병성 말초신경병증이나 망막병증이 발생한다는 것이 여러 연구에서 밝혀진 사실이다. 일이 너무 바쁘다는 이유로 올바른 생활 관리 없이 당뇨약에만 의존하여 혈당 관리를 하는 사람들이 있다. 혈당을 상승시킨 잘못된 생활 습관을 개선하지 않는다면 그로 인해 합병증이 발생할 수 있다. 또한 혈당을 스스로 조절하지 못하게 된 몸의 대사 기능 문제가 지속되어 합병증이 발생할 수도 있다. 혹은 의존하고 있는 당뇨약의 부작용으로 불편을 겪는 사례도 많다. 당뇨약 복용과 인슐린 사용은 근본 치료가 될 수 없다는 점을 기억해야 한다.

둘째. 당뇨병 환자들은 자신이 복용하고 있는 당뇨약 또는 투여하는 인슐린의 효능과 부작용에 대해 이해해야 한다.

당뇨약마다 혈당을 떨어뜨리는 약물의 기전이 다르기 때문에 나타나는 부작용도 달라진다. 대표적으로 위장장애가 나타나는 당뇨약부터 하지 절단의 위험이 있는 당뇨약도 있다. 인슐린 분비가 충분한 2형 당뇨병 환자가 인슐린 분비를 촉진하는 당뇨약을 오랜 기간 복용하면 몸의 자연스러운 인슐린 분비 기능이 영향을 받게 된다. 1.5형 당뇨병이라는 표현을 들어보았을 것이다. 인슐린 분비가 절대적으로 부족한 상태를 1형 당뇨병, 인슐린 분비가 충분한 상태를 2형 당뇨병으로 분류하는데 그 중간을 가리켜서 1.5형이라는 표현이 생겨났다. 2형 당뇨병으로 진단을 받았으나 당뇨병의 기간이 오래되어 실제로 인슐린 분비 기능이 떨어지면 1형과 2형의 중간 상태가 된다는 것이다. 인슐린 분비를 자극하거나 촉진시키는 당뇨약을 오래 복용한 것의 영향으로 볼 수 있다. 주사나 펌프로 인슐린을 투여하는 것은 저혈당의 위험이 높다. 투여한 인공합성 인슐린이 환자의 몸에서 작동하는 상태가 때마다 다르게 나타나면 저혈당과 고혈당을 오가기도 한다. 혈당의 변화, 낮은 수치와 높은 수치의 차이가 커지는 것은 건강에 매우 해롭다. 양약에 대해 이해하는 것은 환자들에게 쉬운 일이 아니다. 하지만 건강한 삶을 위해 필요한 일이기에 앞에서 자세히 설명한 부분을 꼭 참고하길 바란다.

한의원의 당뇨병 치료는 몸이 스스로 혈당을 조절할 수 있도록 건강을 회복하는 것을 목표로 한다. 당뇨병 관련 검사 수치들이 안정되고 건강이 회복되었다면 한약 치료는 종료된다. 다만 환자가 어떤 당뇨약을 먹었고, 얼마나 오래 복용했고, 겪은 부작용이 어떠한지에 따라 치료 방향과 경과, 종료 시기가 달라지게 된다.

매일 챙겨야 하는 당뇨약과 인슐린 주사가 귀찮기 때문에 서양의학적 관리를 중단해야 하는 것이 아니다. 당뇨병 합병증을 예방하고 오래도록 건강을 유지하기 위해서 당뇨병을 치료해야 하는 것이다. 환자스스로 올바른 생활 습관을 만들려고 하는 노력도 필요하며 한의학 치료와 노력이 더해진 결과로 당뇨병에서 자유로워질 수 있을 것이다.

당뇨약 말고도 먹는 약이 더 있는데
괜찮을까?

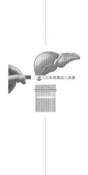

　50대 이상의 연령층에서 양약을 매일 복용하는 사람을 찾는 것은 어려운 일이 아니다. 당뇨병 환자들 중에는 당뇨약만 복용하는 사람도 있지만 고혈압이나 이상지질혈증 약을 함께 복용하는 경우도 상당히 많다. 앞에서 설명했지만 혈당과 혈압 그리고 콜레스테롤은 서로 관련이 깊다. 환자마다 병이 유발된 상황, 몸의 특성에 따라 당뇨병만 발생하기도 하고 고혈압 또는 이상지질혈증과 함께 당뇨병을 진단받기도 한다. 또는 한 질환을 관리하기 위해 복용한 약물이 다른 질환을 유발하기도 한다.

　당뇨병을 진료하는 한의원에서는 병이 시작된 시기, 변화 과정을 살펴보고 몸의 상태를 진단한다. 관련한 대사 기능을 회복하면서 복용하는 약물을 줄일 수 있는 방향으로 치료 계획을 설정한다. 어떤 환자는 한약 치료 초기에 양약을 중단할 수 있으며 어떤 환자는 점진적으로 양약의 개수를 줄여나가게 된다.

고혈압과 이상지질혈증 이외의 질환으로 매일 양약을 복용하는 환자들도 많다. 다른 질환도 있지만 당뇨병과 관련한 불편이 제일 심해서 한의원에 오는 환자가 있고, 다른 불편이 더 심하지만 당뇨병이 있기 때문에 당뇨병을 진료하는 한의원을 선택하는 환자도 있다. 한의학의 치료 방법은 질병에 따라 정해져 있는 것이 아니라 환자의 몸 상태에 따라 결정된다. 한의사는 환자가 호소하는 불편을 치료하고 건강을 회복시키기 위해 복용약들의 작용과 부작용들을 확인한다. 한약 치료를 병행하며 몸의 기능이 회복됨에 따라 복용약을 조절하게 된다. 환자에게는 이 모든 내용을 자세히 설명한다. 한약을 복용하기 때문에 양약을 모두 중단해야 하는 것이 아니다. 환자의 불편과 몸 상태가 가장 중요한 부분이다. 이제까지 건강을 위해서 복용해온 약을 조절하는 것이 환자에게는 부담이 될 수도 있다. 또는 환자가 중단하고 싶더라도 평생 복용해야 하는 양약도 있을 수 있다. 따라서 한의사는 환자의 심리적인 부분과 몸 상태를 모두 고려하면서 환자와 소통을 통해 약물을 조절할 수 있도록 하고 있다.

환자들이 복용하는 양약 중에는 내성이 강한 것도 있고 의존성이 강한 것도 있다. 환자가 심리적으로 양약에 의지하고 있는 상태인 경우도 있다. 따라서 한의원의 진료는 더욱 환자별 개인 맞춤으로 진행될 수밖에 없다. 환자가 원하는 치료 목적과 한의사가 판단한 몸의 상태와 치료 방향, 복용하던 양약들의 기전과 부작용, 중단할 경우의 경과,

계속 복용할 경우의 경과까지 고루 고려하며 치료 목표와 계획을 세우고 진료가 이루어지게 된다.

당뇨병으로 인해
피부 가려움이 있다면?

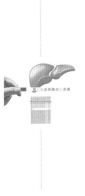

우리는 이전에 없던 뾰루지 하나만 생겨도 피부에 신경을 쓰게 된다. 뾰루지 하나도 이럴진대 피부 가려움이 사라지지 않고 지속되면 삶의 질이 떨어진다. 가려워서 피부를 긁는 것은 상처를 만들고 세균이나 바이러스 감염 같은 이차감염의 위험을 높인다. 또한 긁는 행위가 가려움을 진정시키는 게 아니라 더 심한 가려움을 유발하기도 한다. 그런데 피부 가려움으로 괴로워하는 당뇨병 환자들이 적지 않다.

당뇨병 환자에게 피부 가려움이 있다면 어떤 문제가 생길까? 당뇨병 환자에게 피부 상처가 생기면 회복이 더뎌서 피부 손상이 오래갈 수 있다. 피부에 손상을 주지 않을 정도로 가볍게 긁는 경우도 있을 것이다. 하지만 가려움이 지속되어 긁는 행위가 심해지면 상처가 나게 된다. 당뇨병 환자의 경우 낮은 회복력으로 인해 피부 상처가 오래가고 계속 긁음으로써 흉터가 남을 수 있다. 그리고 다리 부위의 피부 가려움은 당뇨병 합병증의 위험 신호일 수 있다. 당뇨병 환자에게 나타나는 말초신경병증의 초기 증상으로 피부 가려움이 생긴 것이다.

그런데 피부 가려움을 피부의 문제로만 보고 피부과 약을 사용하면 다른 부작용이 나타날 수 있다. 피부과에서 가려움을 진정시키기 위해 주로 사용하는 약물은 스테로이드 제제이다. 스테로이드 약물은 면역 억제제이다. 우리 몸의 면역반응인 염증을 억제시켜서 확장된 혈관을 수축시키고 혈류의 유입을 줄인다. 그래서 피부의 붉은 기가 가라앉고 가려움이 줄어드는 것이다. 하지만 염증 반응을 억제하기 위해 스테로이드 약물을 사용하면 혈당 수치가 올라가는 부작용이 생긴다. 피부에 문제가 발생한 원인을 해결하지 않고 스테로이드 약물을 사용해서 피부 증상을 억제시킨 후 스테로이드 사용을 중단하면 염증 반응이 재발하는 것도 흔하다.

당뇨병 환자의 피부 가려움을 해결하기 위해서는 원인부터 찾아야 한다. 원인은 크게 세 가지로 볼 수 있다.

첫 번째는 극심한 스트레스와 불량한 식이 습관으로 인해 간과 심장의 열이 발생한 것이다.

두 번째는 면역력이 떨어져서 피부에 이차감염이 생긴 것이다. 피부에 바이러스나 세균 감염이 있게 되면 심한 가려움이 발생한다.

세 번째는 소변으로 혈당이 빠져나가는 요당으로 인해 몸의 에너지 공급이 부족해져서 피부에 영향을 미친 것이다.

간과 심장의 열이 발생하여 피부 가려움이 나타난 경우 열을 해소하는 것이 중요하다. 스트레스 관리와 생활 습관 개선을 통해 열의 발생을 줄여야 한다. 내부의 열과 피부로 올라오는 열을 해소시키도록 한약 치료를 하는 것이 도움이 된다. 면역력이 떨어진 경우에는 면역력을 증진시키는 치료가 필요하다. 피부의 이차감염은 대개 시간이 지나면 자연스럽게 회복된다. 하지만 원인을 치료하지 않는다면 이차감염이 쉽게 반복되기 때문에 면역력이 떨어진 당뇨병 환자는 면역력을 회복시켜야 한다. 요당으로 인해 가려움이 있다면 당뇨병의 치료가 필요하다. 혈당이 몸에서 에너지원으로 제대로 사용되지 못하고 소변으로 빠져나가게 된 원인인 장부 기능의 문제를 바로잡아야 한다.

피부 가려움이 있는 당뇨병 환자에게 도움이 되는 생활 관리 방법들은 무엇이 있을까? 피부 가려움이 있다면 식사를 통해 충분한 영양을 섭취해야 한다. 혈당 수치를 낮추기 위한 무리한 식이 관리는 스트레스를 유발한다. 식사를 제대로 하지 않으면서 군것질을 하는 습관이 생기기 쉽다. 반드시 한식 식사를 충분히 해서 영양을 섭취하고 군것질을 피하도록 해야 한다. 그리고 피부가 가려울 때 찬 수건을 이용하면 손으로 긁는 것을 방지할 수 있다. 수건을 찬물에 적신 후 물을 짜서 사용하거나 물이 든 병을 얼린 후 수건을 감아서 사용한다. 가려움이 발생한 부위에 찬 수건을 10~15초 정도 갖다 대서 가려움을 진정시킨다. 얼린 물병을 사용할 경우에는 얼음이 피부에 자극을 주지 않도록 사용시간을 줄여야 한다. 긁는 행위는 습관이 되기 쉽다. 처음에는 정말 가려워서 긁었지만 습관이 되면 가려움이 심하지 않은데도 긁게 된다. 찬 수건을 사용하면 긁어서 피부에 상처가 나는 것은 물론 긁는 습관이 생기는 것을 방지할 수 있다.

피부 가려움이 있는 당뇨병 환자에게 가장 중요한 것은 수면 습관을 바로잡는 것이다. 밤 11시 이전에 자고 7~8시간 충분히 수면을 취한다면 스트레스로 인한 열이 진정되고 혈당 관리에도 도움이 된다.

"저에게 맞는 생활 방법을 알려주세요"

당뇨병 생활 관리

이것 습관을 고치기 전에 필요한
관리 방법은 없다?!

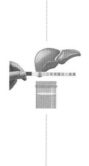

언제부터 사람들은 밤 시간대에 활동을 많이 하게 되었을까? 어두운 곳에서 활동을 하기 위해서는 어둠을 밝힐 불이 필요하다. 하지만 전기가 없던 과거에 초는 가격이 비쌌기 때문에 꼭 필요한 일이 아니라면 사람들은 밤에 일을 하지 않고 잠을 잤다. 전기가 널리 보급되지 않았을 때도 사람들은 밤에 일을 하기보다 잠을 잤다. 시간이 흘러 산업이 발달하면서 생산성이 증대되고 자본주의가 등장했다. 자본주의에서는 재산을 축적하기 위해 재화와 서비스를 많이 생산하는 것이 중요하다. 그 결과 지금은 밤낮없이 기계들을 가동시키고 사람들이 일을 하는 시대다. 밤의 활동이 자유로워지고 전자기기가 발달하면서 사람들은 밤에 일을 할 뿐 아니라 여가생활을 즐기게 되었다. 특히 스마트폰은 전 세계 남녀노소 사람들의 밤을 밝히고 있다. 하루 24시간이라는 한정된 시간 동안 즐거움을 더 많이 누리기 위해 사람들은 잠을 줄여가고 있다.

　그런데 우리가 이렇게 잠을 줄여가도 괜찮은 것일까? 사람이 잠을 자는 이유를 생각한다면 잠을 줄이는 것은 건강에 좋지 않다고 쉽게 이해할 수 있다. 수면은 우리 몸이 가질 수 있는 휴식 중에서 가장 진정한 의미의 휴식이다. 우리 몸의 모든 조직과 기관들은 활동에 따른 휴식이 필요하다. 활동으로 인해 손상받은 것이 있다면 잠을 자는 동안 회복이 된다. 잠을 줄이면 몸에 다양한 문제들이 발생한다. 당뇨병은 수면 부족, 수면 불량으로 인해 발생하는 질병 중 대표적인 하나이다. 그런데 사람들은 이에 대해 잘 알지 못하고 있다.

　당뇨병 치료에 왜 수면 관리가 첫 번째여야 하는지 다음의 내용을 통해 잘 이해해보기 바란다. 이어서 설명하는 올바른 수면 습관도 현재 자신의 수면 상태와 비교하며 확인해보길 바란다.

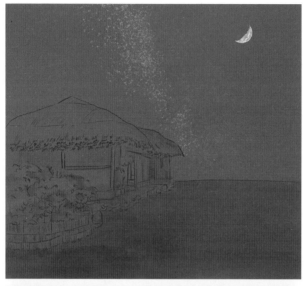

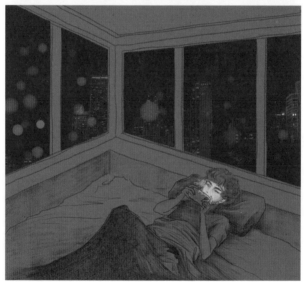

뇌의 혈당 이용과 수면의 관계

우리가 잠을 자고 잠에서 깨는 것은 무엇으로 구분할 수 있을까? 눈을 감고 뜨는 것으로 말할 수도 있고, 자신의 상황을 인식하고 판단할 수 없느냐 있느냐로 구분할 수도 있을 것이다. 인식과 판단이라는 사고 활동을 담당하는 것은 우리의 뇌이다. 뇌의 신경세포는 활동을 위한 에너지를 오직 포도당에서만 얻을 수 있다. 포도당 공급이 원활하지 못하다면 우리 몸은 간에서 지방이나 단백질을 포도당으로 전환시켜 조직들에 공급한다. 포도당이 산화하여 만들어진 에너지가 ATP에 저장되고 뇌세포는 ATP를 사용하여 활동한다.

우리는 탄수화물이 든 음식을 섭취하여 포도당을 얻는다. 포도당은 혈액에 포함되어 혈관을 통해 온몸을 순환하면서 뇌에도 전달된다. 뇌에 전달된 포도당은 뇌의 신경세포를 둘러싸고 있는 성상세포에 저장된다. 포도당 6만 개가 결합한 글리코겐의 형태로 저장하고 있다가 뇌에서 에너지를 필요로 할 때 글리코겐을 분해해서 당을 공급한다. 글리코겐을 포도당으로 분해할 때도 에너지가 필요하다. 이때는 ATP가 AMP로 분해될 때 방출되는 에너지를 사용한다. 이 과정에서 아데노신이 생성되고 아데노신이 뇌세포 내에 축적되면 잠이 쏟아진다. 그래서 오래 깨어 있을수록 아데노신이 축적되고 수면 욕구가 증가하게 된다.

잠을 늦게 자거나 수면의 양이 충분하지 않으면 우리 몸은 뇌의 활동을 위해 당을 더 많이 사용한다. 뇌로 당을 공급해야 하니 혈액으로 이동하는 당도 많아진다. 뇌세포에 에너지를 공급하기 위해 혈당이 자연스럽게 올라갈 수밖에 없다. 수면의 질은 우리가 느끼는 몸과 기분의 상태뿐 아니라 혈당 수치에도 영향을 미친다. 잠에서 깨어나 활동을 시작하기 전에 측정하는 공복혈당은 이러한 수면 상태를 반영한다.

수면의 상태는 크게 두 가지로 구분한다. 그 두 가지는 비렘수면Non-REM Sleep 과 렘수면REM Sleep 이다. 렘REM 이란 'Rapid Eye Movement'의 약자로 눈동자가 빨리 움직이는 상태를 말한다. 눈동자가 빨리 움직이는 상태가 아닌 비렘수면은 4단계로 구분하며 1~2단계를 얕은 수면, 3~4단계를 깊은 수면으로 본다. 그중 3단계는 느린 뇌파가 나타나는 것이 특징으로 서파수면Slow-wave Sleep 이라고 표현한다.

박문호 저자의 도서 《뇌과학의 모든 것》에서는 서파수면과 렘수면에 대해 이렇게 설명하고 있다.

"서파수면에서는 대뇌의 포도당 사용량이 각성 상태의 75% 정도이기 때문에 에너지 사용이 줄어들고 뇌파는 비활동 시 생성하는 델타파가 주로 발생합니다. 서파수면에서는 잠에서 깨더라도 뇌가 쉽게 각성되지 않습니다. 깨워봐도 쓰러지거나 횡설수설하고, 꿈을 꾼 내용을 물어보면 설명을 잘 못합니다. 뇌가 휴식을 취하고 있었던 겁니다.

렘수면에서 꿈을 꾸는 동안의 뇌파는 각성 상태의 뇌파와 비슷합니다. 렘수면은 각성 상태를 대비해서 뇌의 활동이 시작되는 수면이지요. 갓난아이는 수면에서 렘수면이 70% 정도로 많고, 성인이 되면 렘수면이 15%로 줄어들지요."

서파수면은 숙면의 상태로 뇌가 휴식을 하는 상태이다. 하지만 렘수면에서는 골격근에 신경 자극이 전달되지 않아 몸을 움직일 수 없지만 뇌는 각성 상태와 유사한 상황이다. 우리가 꿈을 꾼다면 대부분 렘수면에서 일어나는 현상이다. 렘수면 상태에서 몸의 골격근은 움직이지 못하지만 감정과 시각이 연결되어 꿈을 꾸는 것이다.

숙면을 취하지 못하고 렘수면의 상태로 꿈을 많이 꾸거나 자주 깬다면 몸은 휴식 상태여도 뇌는 각성 상태와 유사하므로 당의 사용량이 많아서 혈당이 올라갈 것이다. 따라서 건강한 수면은 당뇨 환자에게 가장 중요한 생활 관리이다.

건강한 수면 습관 만들기

올바른 수면 습관 만들기의 첫 번째는 밤 10~11시에 잠드는 것이다. 혈당을 내려주고 요당이 나오지 않도록 대사 기능을 회복시키기 위해서는 늦어도 밤 11시 이내에 자야 한다.

뇌간에 위치한 송과체에서는 멜라토닌이라는 호르몬이 분비된다. 멜라토닌은 숙면을 유도하는 것으로 알려져 있다. 멜라토닌이 가장 왕성하게 분비되는 시간은 밤 11시~새벽 2시이다. 이 시간을 벗어나면 숙면을 취하기가 어렵다. 숙면을 취해야 서파수면이 늘어나고 뇌가 휴식을 잘 취할 수 있다. 뇌세포의 에너지원인 당을 요구하는 양이 줄어들어 혈당이 내려갈 수 있다.

자율신경은 몸의 회복에 관여한다. 낮의 활동은 대뇌의 각성을 바탕으로 하고 수면 중의 우리 몸은 자율신경의 지배에 놓인다. 자율신경의 활성은 하루 동안 리듬을 타며 밤 10시~새벽 2시에 가장 활성화한다. 즉 이 시간에 잠을 자고 있어야 몸의 자율적 회복력이 만들어지고 건강 회복에 유리해진다.

한의학에서도 오래전부터 잠을 자는 시간대의 중요성을 강조해왔다. 한의학에서는 사람은 양기 陽氣가 충만한 시간에 활동하고 음기 陰氣가 충만한 시간에는 잠을 자는 것이 건강한 생활이라고 설명한다. 양기가 충만한 시간이란 해가 떠 있는 시간대를 말하고 음기가 충만한 시간이란 해가 졌을 시간대를 말한다. 음기가 가장 충만한 시간대는 자시子時를 말하며 밤 11시~새벽 1시에 해당한다. 이 시간에 잠을 자고 있어야 몸의 기운을 아낄 수 있고, 깨어 있다면 몸의 양기가 손상된다.

수면의 양은 평균 7~9시간이 좋다. 부족해도 좋지 않고 많아도 좋지 않다. 2015년 미국 수면의학회의 연구 보고에 따르면 18~60세의 성인은 최소 7시간을 자는 것이 건강에 좋다고 한다.

그리고 필요한 수면의 양은 일조량에 따라 변화할 수 있다. 낮의 길이가 긴 여름에는 밤 수면이 7시간 정도면 적절하다. 낮의 길이가 짧아지는 겨울에는 밤 수면을 8~9시간 정도 자는 것이 건강 관리와 당뇨병 치료에 도움이 된다. 낮잠은 가급적 피하고 밤에 통잠을 자는 것이 좋다.

몸이 스스로 혈당 조절을 할 수 있는 대사 기능을 회복시켜서 요당이 나오지 않도록 하고 당뇨병 합병증을 예방하고자 한다면 건강한 수면 습관의 실천이 필수이다.

"잠이 안 와요", "일찍 깨버려서 더 잘 수가 없어요"

수면장애가 있거나 늦게 잠을 자던 사람이 마음을 먹는다고 해서 바로 일찍 잘 수 있게 되고 통잠을 길게 잘 수 있는 것은 아니다. 한의원 진료를 받는 환자들에게 수면 습관을 개선하도록 설명하면 "잠이 안 와서 늦게 자는 것이다.", "일찍 자면 새벽에 일찍 깨버린다.", "길게 자고 싶어도 아침 6시 전에 깨서 더 잘 수가 없다."라고 말하는 사람들이 정말 많다. 하지만 잠을 잘 자려는 노력의 결과는 분명히 나타난다. 노력하면 이전보다 잘 잘 수 있게 된다. 구체적으로 어떤 방법으로 노력하면 좋을지는 다음 내용들을 참고해보길 바란다.

일찍 자기 위해서는 일찍 잠자리에 누워야 한다. 누웠으면 반드시 눈을 감아야 한다. 불면으로 고민을 해본 사람이라면 침실을 어둡게 하고 편안한 침구를 사용하고 자기 전에 TV와 휴대폰을 보지 말아야 한다는 것은 익히 알고 있을 것이다. 하지만 사람들은 알면서도 좀처럼 실천을 하지 못한다. 잘 자기 위해서 해야 하는 노력의 내용은 간단하다. 정해진 시간이 되면 잠자리에 가서 눕고 불을 끄고 눈을 감아야 한다. 이 노력을 매일 반복하면 어느 날부터는 그 시간에 졸음이 쏟아질 것이다. 노력한 그 시간을 몸이 기억하게 된다. 며칠만 노력해도 되는 사람이 있고 일주일 이상의 노력이 필요한 사람도 있다. 어떤 경우에는 1달을 노력해야 하기도 하지만 며칠이 걸리든 분명 노력을 반복하면 자연스럽게 자는 시간이 형성된다.

7~8시간의 통잠을 자지 못하고 중간에 깨는 것, 새벽에 일찍 깨는 것은 어떻게 극복할 수 있을까? 더 오래 잘 자려면 어떻게 해야 할까? 우스갯소리처럼 들리겠지만 깨더라도 계속 자는 척을 해야 한다. 잠에서 일찍 깼을 때 눈을 뜨고 휴대폰이나 책을 보거나, 자리에서 일어나 몸을 움직이게 되면 우리 몸과 뇌는 활동을 시작하는 것으로 인식한다. 하지만 이때 계속 눈을 감고 누워 있게 되면 몸은 휴식 상태, 다시 잠을 자려는 것으로 받아들인다. 눈을 감고 누워 있는데 잠이 안 오더라도 괜찮다. 이런저런 생각이 떠오르더라도 눈을 감고 누워 있으면 된다. 눈을 감고 누워 있는 것을 참기 어려워하는 사람들이 분명 있다. 몸을 움직이고 싶어도 건강 회복을 위해서 꾹 참아보자. 다시 한번 말하지만 수면 습관을 개선하려는 노력은 변화가 있을 때까지 해야 하고 결과는 어떤 건강 관리법보다도 큰 이익을 가져올 것이다.

숙면에 도움을 주는 한약을 복용하는 것도 좋다. 하지만 한약을 복용하더라도 환자가 스스로 밤 11시 이전에 잠자리에 가서 눈을 감지 않는다면 건강한 수면 습관은 만들어지지 않는다. 새벽에 일찍 깼을 때 눈을 감고 계속 누워 있지 않으면 오랜 시간 잠을 잘 수가 없다. 건강을 회복하고 싶고 당뇨병을 치료하고 싶다면 수면은 아무리 강조해도 부족함이 없다. 반복해서 말하지만 당뇨병 환자에게는 수면 습관을 개선하는 것이 생활 관리의 첫 번째이다.

타고난 몸의 특성에 맞춰
도움이 되는 방법

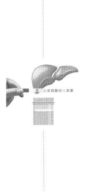

태어날 때부터 지니게 되는 몸의 특성을 체질이라고 말한다. 이 책에서 말하는 체질은 한의학의 사상체질의학을 따른다. 책의 내용을 참고하되 자신의 체질을 보다 정확하게 알고 싶다면 한의사의 진료를 통해 진단을 받도록 한다. 다만 환자에 따라 사상체질 감별은 어려움이 있을 수 있고, 환자에 대한 한의사의 많은 관찰을 필요로 하기도 한다. 몸의 불편 증상을 치료하고자 사상체질을 참고한다면 한의사와 충분한 소통을 하며 생활 관리를 하길 바란다.

태음인

태음인의 타고난 장부 기능의 특성은 간 기능이 발달하고 폐 기능이 약한 것이다. 스트레스와 부적절한 식이 습관이 지속되면 간과 심장의 열이 발생하고 그로 인해 폐가 건조해진다. 태음인은 건강, 재물, 인간관계에 대한 성취욕이 강하기 때문에 스트레스를 받기 쉽다. 스트레스는 몸의 손상을 야기한다. 따라서 스트레스 관리가 가장 중요하다.

다른 사람과의 비교를 줄이고, 충분한 휴식을 취하며 생활해야 한다. 태음인에게는 '眞人事待天命_{진인사대천명}'의 태도가 필요하다. 자신이 해야 할 일을 다했다면 된 것이다. 결과는 하늘의 뜻을 기다리라는 말처럼 스스로 할 수 있는 만큼만 최선을 다하면 된다.

당뇨병이 있는 태음인이라면 연근, 백미, 현미, 된장찌개, 소고기무국이 도움이 된다. 오미자차, 연잎차, 마즙, 칡즙도 도움이 된다. 태음인의 체질적 특성에는 율무, 흰콩, 당근, 도라지, 더덕, 무, 콩나물, 파, 마늘, 양파, 고추, 부추, 호두, 밤, 은행, 옥수수, 소고기, 닭고기가 도움이 된다. 녹용을 복용하는 것도 좋다.

태음인이 주의해야 할 음식은 찬 음식, 기름진 음식, 튀긴 음식 등이다. 보리, 팥, 돼지고기, 커피, 녹차가 찬 성질이 있다. 또한 탄산음료, 주스, 고추장 등 제품의 공정과정에서 정제 설탕이나 인공감미료가 사용되는 것들을 피해야 한다.

소음인

소음인의 타고난 장부 기능의 특성은 신장 기능이 좋고 위장을 비롯한 소화 기능이 약한 것이다. 소화 기능이 약하기 때문에 부적절한 음식을 섭취하면 몸의 병리적 노폐물인 담음이 생기기 쉽다. 소음인은 노심초사하는 심리적 특성이 있다. 그로 인해 신경이 예민하고 수면장애를 겪는 경우가 많다. 신경을 쓰면 소화불량이 더욱 생긴다. 소음인은 생각이 많고 불안이 많으며 스트레스를 혼자서 삭힌다. 일상생활에서 걱정을 줄이려는 노력이 필요하다.

주변에 걱정과 고민을 털어놓을 상담 멘토가 있으면 도움이 된다. 그리고 고민을 한다고 문제가 해결되지 않는다는 사실을 종종 떠올리는 것이 좋다. 소음인은 평소 일찍 자는 습관, 8시간 정도 충분히 자는 습관을 만들어 놓도록 한다. 걱정과 생각이 많더라도 제쳐 두고 잠을 자는 것이 소음인에게는 중요한 건강 관리법이다.

소음인은 소화 기능을 도울 수 있는 음식, 따뜻한 음식을 먹는 것이 좋다. 소화에 더욱 부담이 없도록 음식은 꼭꼭 씹어서 먹어야 한다. 소음인의 당뇨병에 도움이 되는 음식은 된장찌개, 삼계탕, 닭죽, 인삼, 찹쌀 등이다. 음료로는 수정과, 대추차, 생강차, 유자차가 도움이 된다. 단, 제품으로 나와 있는 것은 정제 설탕이나 인공감미료를 사용하므로 직접 만드는 것이 좋다.

소음인의 체질적 특성에는 당근, 파, 마늘, 양파, 생강, 콩나물, 조, 노란콩, 쑥, 소고기, 닭고기, 홍삼, 김치찌개가 도움이 된다. 딸기, 토마토, 바나나, 귤, 오렌지, 곶감 같은 과일도 좋다.

소음인은 찬물을 피해야 한다. 소음인은 한식 식사는 잘 먹지 않으면서 다른 것으로 식사를 때우곤 한다. 빵, 국수 등 밀가루 음식으로 식사를 대신하는 습관을 주의해야 한다. 보리, 녹두, 돼지고기, 커피, 녹차, 김, 미역, 사과는 찬 성질이 있으니 즐기지 않는 것이 좋다. 그리고 평소 소화가 불편한 음식이 있다면 피하도록 한다.

▌ 소양인

소양인의 타고난 장부 기능의 특성은 심장과 위장의 기능이 항진되기 쉽고 신장 기능이 약한 것이다. 심화心火로 인해 가슴이 답답하거나 명치가 막히는 결흉結胸이 나타나는 것을 해소할 수 있도록 해야 한다. 몸의 상부는 시원하고 맑게 하고 하복부는 기운이 잘 모일 수 있도록 해야 한다. 소양인은 자신의 생각이나 의견을 자신있게 주장하는 편이다. 대화에서 자기 의견을 먼저 말하는 경향이 있다. 다른 체질들보다 분노하거나 화를 내기 쉬운데 화를 내면 건강에 해가 된다.

화를 다스릴 때는 심호흡을 해주는 것이 좋다. 평소 따뜻하거나 미지근한 물을 조금씩 자주 마시면 건강에 도움이 된다. 다른 사람의 의견이 나와 다르다고 해서 틀린 것이라고 여기지 않도록 한다. 누가 맞고 틀리고를 따지기보다 서로 다름을 항상 기억하고 이해하려고 노력해야 한다.

당뇨병이 있는 소양인이라면 흑미, 보리, 검은콩, 오이, 시금치, 북어국, 된장찌개, 오이냉국, 전복죽이 도움이 된다. 음료로는 녹차, 구기자차를 마시면 좋다. 소양인의 체질 특성에는 우엉, 양배추, 녹즙, 해산물, 돼지고기, 오리고기, 김, 수박, 사과, 산수유차, 결명자차가 좋다.

소양인이 주의해야 할 음식은 맵고 자극적인 음식이다. 마늘, 양파,

고추, 생강, 독한 술 등이 해당된다. 옥수수, 조, 파인애플, 토마토, 대추, 오렌지, 닭고기, 인삼 등도 즐겨 먹지 않는 것이 도움이 된다.

태양인

태양인의 타고난 장부 기능의 특성은 간 기능이 약해서 해독 능력이 약한 것이다. 혈당 조절에 매우 중요한 간 대사 기능 저하로 인해 당뇨병이 생길 수 있다. 태양인의 심리적 특성은 성격이 급한 것이다. 급하고 초조해하는 것이 스트레스의 원인이 된다. 태양인의 건강에는 여유 있는 태도가 필요하다.

"일찍 일어나는 새가 벌레를 잡는다."라는 속담이 있다. 그런데 새를 연구하는 과학자들의 이야기에 따르면 새는 일찍 일어나서 벌레를 잡는 것이 아니라고 한다. 아침에는 벌레의 위치만 파악해두고 낮이 되어서야 사냥을 한다고 한다. 2023년 1월에 발표된 최신 연구에 따르면 일찍 일어나는 새보다 똑똑한 새가 벌레를 잡는다고 한다. '일찍 일어나는 새가 피곤하다.', '일찍 일어나는 벌레가 새에게 잡아먹힌다.'라는 새로운 해석들도 있다. 태양인에겐 모든 일에 급할 이유가 없음을 인지하는 것이 도움이 된다. 평소 독서를 하는 것도 좋다.

태양인은 간에 도움이 되는 음식을 섭취하는 것만큼 간에 해로운 음식을 먹지 않는 게 매우 중요하다. 당뇨병이 있다면 완두콩밥, 오이, 가지, 브로콜리, 다슬기가 도움이 된다. 오가피차, 솔잎차, 모과차도 도움이 된다. 모과차는 정제 설탕을 사용하지 않는 게 좋다.

태양인의 체질적 특성에 도움이 되는 음식은 메밀, 녹두, 파래, 다시마, 조개, 제첩, 고등어, 꽁치, 새우, 매실, 죽순, 장어 등이 있다. 다래, 키위, 메론, 머루를 먹는 것도 좋다. 음료로는 매실차, 녹차, 복분자차가 좋다.

강조하지만 태양인은 간에 좋지 않은 음식을 피하는 게 우선이다. 모든 고기류는 가급적 적게 먹고 양약 복용과 음주를 주의해야 한다.

어떻게 먹어야 체중 관리에 좋을까?

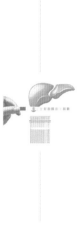

당뇨병 환자에게 필요한
식이 습관 네 가지

체중 관리는 건강을 위해서 필요하다. 살이 너무 찌는 것도 좋지 않고 너무 빠지는 것도 좋지 않다. 당뇨병 환자들은 살이 찌면 안 된다는 생각으로 식이와 운동 관리를 한다. 그러나 마른 체형의 당뇨병 환자들은 살이 빠지는 것에 굉장한 스트레스를 받는다. 당뇨병 환자들의 모습이 다양한데 누구에게나 동일한 식단 관리는 도움이 되지 않는다.

식이 관리에 신경 쓰는 당뇨병 환자들의 특징 중 하나는 건강식품을 찾는 것이다. 당뇨병에 좋은 음식, 혈당을 낮추는 음식을 찾는다. 생존을 위해서 음식은 반드시 먹어야 하고 음식을 먹으면 혈당이 올라가게 되는 것이 마땅하다. 하지만 당뇨병 환자들이 대부분 당뇨약을 먹고 있는데도 혈당 조절이 잘 되지 않다 보니 어떻게든 혈당을 덜 올릴 수 있는 음식, 당뇨병에 좋은 음식을 찾게 된다. 하지만 모든 당뇨병 환자에게 똑같이 효과적인 건강식품은 없다.

당뇨병 환자에게 필요한 식이 관리는 각자 몸의 상황에 도움이 되는 식습관을 만드는 것이다. 그런데 당뇨병 환자들에게 식이 상담을 하는 것은 쉽지 않다. 지나치게 음식 섭취를 제한할까 봐 골고루 음식을 먹으라고 하면 환자들은 마음대로 먹어도 된다고 받아들이는 경우가 대부분이기 때문이다. 따라서 다음 내용에서는 당뇨병 환자들이 실천해야 할 보편적인 식사 습관에 대해 설명하겠다.

첫 번째. 모든 음식은 천천히 꼭꼭 씹어서 먹는다.

당뇨병을 치료하려면 소화 기능이 원활해야 한다. 음식을 섭취하고 소화, 흡수, 배설하는 과정이 건강해야 혈당과 관련한 에너지 대사 기능이 회복된다. 소화 과정은 입에서 음식을 씹는 순간부터 시작된다. 씹는 과정에서 아밀레이스Amylase와 같은 소화효소가 분비되고, 이를 신호로 우리 몸은 간과 췌장의 소화흡수, 인슐린 분비와 작용을 대비한다. 제대로 씹지 않고 급하게 음식을 삼키면 소화흡수가 안 될뿐더러 소화효소의 분비 과정에서 문제를 일으켜 병리적 물질인 습담濕痰이 몸에 쌓이게 된다. 따라서 음식을 먹을 때는 다른 사람과 함께 이야기하면서 천천히 먹는 것이 제일 좋다.

두 번째. 간 기능에 좋지 않은 식습관을 버려야 한다.

앞서 말했듯 우리 몸의 당 대사와 혈당 조절 기능에 가장 중요한 장부는 간이다. 간은 포도당을 저장해두었다가 뇌와 망막 같은 조직이 에너지를 필요로 할 때 혈액으로 당을 내보낸다. 이 기능에 문제가 발생하면 인슐린 저항성으로 작용하여 간에서 혈액으로 당을 많이 내보내게 되고, 당을 잘 저장하지 못해 혈당이 상승하게 된다. 따라서 간 기능을 보호할 수 있도록 해야 한다.

우선 버려야 할 식습관 중 하나는 스트레스를 풀기 위해 술을 마시는 것이다. 또 버려야 할 습관은 인스턴트식품을 자주 먹는 것이다. 인스턴트식품은 가급적 먹지 않으려고 노력해야 한다. 건강기능식품을 많이 먹는 습관도 좋지 않다. 건강기능식품이 필요하다면 한두 가지만 섭취하도록 한다. 모든 사람의 간에 반드시 좋은 식품은 없기 때문에 간에 무리를 줄 수 있는 식품과 약물을 조심해야 한다.

세 번째. 규칙적으로 식사를 한다.

불규칙하게 식사를 하면 살이 쉽게 찔 수 있고 혈당을 올리게 된다. 당뇨병 환자들 중에는 식사를 잘 하지 않는다고 말하는 사람들이 있다. 바빠서 식사를 챙기지 못하거나 혈당을 낮추기 위해 식사를 멀리하는 경우들이 있다. 그런데 실제 음식을 섭취하는 내용을 기록하게 하고 살펴보면 수시로 군것질을 하는 사람이 대부분이다.

불규칙하게 음식을 먹을 때 왜 살이 쉽게 찌는지 용돈에 비유해서 이해해보자. 매달 정해진 날짜에 용돈을 받는 학생과 용돈을 받는 날짜가 일정하지 않은 학생이 있다. 달마다 정해진 날짜에 용돈을 받는 학생은 1달의 기간 동안 용돈을 어떻게 사용하고 저축을 할지 계획을 세울 수 있을 것이다. 계획 안에서 규칙적인 소비를 하기도 어렵지 않을 것이다. 반면 용돈을 받는 날짜가 일정하지 않은 학생은 용돈이 부족할 걸 대비하여 저축을 해야 하거나, 용돈이 부족하여 일정 기간을 힘들게 살아갈 것이다. 마찬가지로 음식을 불규칙하게 먹으면 우리 몸은 나중을 대비하여 영양분을 축적하려고 한다. 우리 몸이 영양분을 저장하는 가장 효율적인 방법은 지방으로 쌓는 것이다. 지방이 축적되는 과정에서 지방간과 비만이 생길 수 있고 이로 인해 인슐린 작용이 방해를 받으면 당뇨병이 생긴다. 또한 음식 섭취가 불규칙하면 뇌가 당을 필요로 할 때 혈액으로 당을 빠르게 공급하려고 하고 더 많은 당을 내보내게 되어 혈당이 올라갈 것이다.

따라서 당뇨병 환자에게 규칙적인 식사 습관은 건강을 위한 체중 관리와 혈당 대사를 위해 매우 중요하다. 대사 기능 장애가 발생한 원인을 해결하기 위한 관리법이기도 하다. 규칙적으로 식사를 하면 몸의 에너지 공급 및 사용을 안정적으로 만들어 대사 기능 회복에 도움이 된다.

하루에 필요한 식사 횟수는 2~3번이다. 아침을 거르더라도 점심, 저녁 식사를 규칙적으로 해준다면 건강에 큰 무리가 없다. 군것질은 반드시 줄이려고 해야 한다. 간식이 정 먹고 싶다면 첨가물을 사용하지 않은 플레인 요거트를 먹는다. 야식을 먹지 않는 것도 중요하다. 숙면을 위해 잠자기 전 2시간 이내에는 고형식의 음식을 먹지 않도록 한다.

네 번째. 영양소를 골고루 섭취한다.

당뇨병 환자들이 혈당을 낮추기 위해 단백질 위주의 식사 또는 채소 위주의 식사를 하는 경우가 많다. 단백질 위주의 식사, 단백질의 과다 섭취는 건강한 사람에서도 주의해야 한다. 단백질의 소화흡수 과정에서 암모니아가 발생하는데 독성이 있는 암모니아는 요소로 전환되어 소변을 통해 배출된다. 이 때문에 단백질의 과다 섭취는 신장 기능을 떨어뜨릴 수 있다. 많은 당뇨병 환자들이 병원, 언론, 인터넷정보 등을 통해 탄수화물 섭취를 줄이는 것이 좋고 단백질 위주로 섭취하는 게 혈당을 낮추는 데에 도움이 된다고 인식하고 있다. 그 이유로 단백질 섭취를 열심히 하던 사람에게 신장 기능 저하가 나타나면 병원에서는 단백질 섭취를 하지 말라고 하니 환자들은 당황하게 된다.

위의 사례가 아니더라도 특정 영양소 위주의 식사를 하는 것은 영양의 불균형을 유발해 오히려 건강을 해칠 수 있다. 당뇨병은 소모성 대사 질환이므로 다양한 음식을 통해 여러 영양소를 골고루 섭취하는 것이 중요하다. 특정 영양소 위주로 편식을 하거나 음식 섭취를 제한하는 것은 당뇨병 환자의 삶의 질을 떨어뜨리기도 한다. 음식을 먹는 즐거움은 삶의 질의 많은 부분을 차지하므로 골고루 먹는 것이 여러 모로 건강에 좋다.

그렇다면 구체적으로는 어떤 음식들을 먹어야 할까? 우선 우리 몸에 꼭 필요한 탄수화물은 밥으로 섭취하도록 한다. 흰쌀밥을 먹으면 된다. 잡곡밥을 먹는다면 흰쌀_{멥쌀} 60%, 수수 10%, 보리 10%, 찹쌀현미 20% 비율로 먹는 것이 좋다. 흰쌀의 비율이 60%는 되어야 소화흡수에 도움이 된다. 밥과 함께 먹는 음식은 제대로 만든 발효 음식이 좋다. 김치찌개, 된장찌개, 청국장 등을 자주 먹도록 한다. 양념으로는 첨가물을 넣지 않고 만든 고추장, 재래식 된장, 조선간장 등을 사용한다.

단맛이 나는 음식을 아예 안 먹는 것은 어렵다. 당분은 자연식품에서 섭취하는 것이 좋다. 탄산음료, 주스처럼 정제 설탕이나 인공감미료를 사용한 제품은 피하고 사탕수수에서 추출하여 가공하지 않은 비정제 설탕이나 조청 등을 사용한다.

요약하면 탄산음료, 빵, 라면 등 첨가물을 사용한 제품, 인스턴트식품을 제외하고 일반적인 한식으로 음식을 골고루 섭취하면 된다. 골고루 영양소를 섭취하면서 자신의 체질에 맞는 음식을 먹는 것도 좋은 방법이다.

그리고 물을 잘 마시는 것도 중요하다. 물 대신 탄산수나 차茶 또는 수분보충을 도와주는 음료를 마셔도 되는지 궁금한 사람들이 있을 것이다. 꼭 따뜻한 물을 마셔야 하는지 궁금해하는 환자들도 많다.

물은 우리가 먹는 음식들 중에 가장 중요하다고 할 수 있다. 물은 우리 몸의 구성성분 중 가장 높은 비율을 차지하고 있다. 몸에 좋다는 이런저런 성분을 찾아서 제품을 먹기보다 매일 물을 틈틈이 잘 마시는 것이 건강을 관리하는 데에 더 좋은 방법이다. 물을 마실 때는 차, 탄산수, 음료보다 그냥 물을 마시는 것이 제일 낫다. 수분보충을 돕는다는 이온음료나 물에 타서 마시는 가루형의 제품들은 설탕과 인공감미료, 합성향료를 사용하고 있다. 요즘은 제로칼로리 음료도 많이 출시되고 있다. 순수한 물 이외에 제품으로 판매되는 음료들은 맛과 향을 내기 위한 다른 원료를 쓸 수밖에 없고 그 원료가 건강에 도움이 되지 않을 수 있다는 사실을 항상 기억하도록 한다. 그리고 정수기를 통과한 물보다는 미네랄을 함유한 생수를 마시는 것이 좋다.

마시는 물은 따뜻하거나 미지근한 물이 좋다. 냉수는 피하도록 한다. 물의 성분으로 따져본다면 따뜻한 물과 찬물의 차이는 없다. 수소

2개와 산소 1개가 합쳐진 것으로 화학적으로 동일하다. 그런데 물리적으로는 다르다. 온도의 차이가 우리 몸에서 나타나는 작용의 차이를 만든다. 찬물을 마시고 배가 아팠던 경험을 해본 사람이 있을 것이다. 나이가 들수록 찬 음식을 먹으면 몸이 힘들어서 따뜻한 물을 찾게 되기도 한다. 특히 더운 여름철이나 땀을 많이 흘린 상황에서는 몸의 내부가 차가워지기 쉬우므로 찬물과 얼음을 즐기기보다 따뜻한 물을 일부러 마셔주는 것이 건강에 도움이 된다.

당뇨병의 식이 관리에서 놓치지 말아야 할 세 가지

첫 번째. 당뇨병에 좋은 음식을 찾기 전에 내 몸에 좋지 않은 음식을 먼저 찾아야 한다.

질병을 예방할 때는 내 몸에 좋은 음식을 찾아서 섭취하면 좋다. 그러나 질병이 이미 발생했다면 현재의 몸 상태를 유발하게 한 몸에 좋지 않은 음식을 찾아서 피해야 한다. 당뇨병이 유발된 원인과 습관을 생각하지 않고 당뇨병에 좋다고 알려진 음식을 먹는 것은 몸의 회복에 도움이 되지 않을 수 있다.

오늘날 우리가 섭취하는 음식의 대부분에는 인공조미료와 향신료 등이 사용된다. 패스트푸드, 인스턴트식품, 공장에서 만들어지는 제품형 식품들은 이러한 화학적 합성 물질을 사용하지 않는 것이 어렵다. 그리고 인공조미료 등은 우리 몸의 영양 대사에 좋지 않은 영향을 미친다. 당뇨병에 좋은 음식을 찾기 전에 병을 유발한 원인을 찾고 이러한 음식들을 멀리하는 것이 더 중요하다.

두 번째. 탄수화물의 섭취는 꼭 필요하지만 정제 탄수화물은 조심해야 한다.

정제 탄수화물에 대해 들어본 적이 있는가? 정제 탄수화물과 비정제 탄수화물을 구분할 수 있는가? 아마도 많은 사람들이 그렇지 못할 것이다. 둘을 구분하지 않음으로써 탄수화물에 대한 오해가 만연하다.

2016년 미국 뉴욕대의 영양학과 연구팀은 약 3,200명을 대상으로 20년 넘게 식습관과 암 발생률을 추적한 결과를 발표하였다. 정제된 탄수화물 섭취가 유방암을 유발할 수 있었다는 내용이었다. 그런데 사람들은 이 내용을 보고 모든 탄수화물이 좋지 않다고 이해하고 탄수화물을 건강의 적으로 인식한다.

정제 탄수화물이란 자연의 탄수화물을 가공한 것을 말한다. 가공이란 곡식을 찧거나 껍질을 벗기는 도정, 자연 상태의 일부 구성성분을 제거하거나 분리시키는 정제, 인공적으로 물질을 더하는 합성 등의 방법을 가리킨다. 대부분의 가공 과정에는 화학처리가 사용된다.

눈의 망막과 뇌가 사용하는 유일한 에너지원인 혈당은 음식 섭취를 통해 충분히 공급되어야 한다. 당뇨병 환자는 마땅히 탄수화물을 충분히 섭취해야 한다. 가공을 하지 않은 자연의 탄수화물 즉 비정제 탄수화물을 섭취해야 한다. 우리가 피해야 할 정제 탄수화물의 대표적인 것은 빵, 라면, 과자, 시럽, 정제 설탕 등이 있다. 쌀은 수확한 벼에서 겉껍질과 속껍질을 벗겨내는 도정 과정을 거쳤지만 자연의 탄수화물에 가깝다. 그래서 탄수화물을 섭취하는 방법으로 식사에서 쌀밥을 먹는 것을 가장 권장한다. 앞에서도 설명했지만 단맛을 무조건 피한다고 생각하기보다 비정제 탄수화물인 조청, 꿀, 비정제 설탕을 먹는 것은 괜찮다.

세 번째. 당뇨병에 좋다는 식품이 나에게 맞는 것인지 확인해야 한다.

여러 번 설명하지만 모든 당뇨병 환자의 상황이 같지 않다. 외형적으로는 비만한 사람이 있고 살이 빠지는 사람이 있다. 원인으로는 스트레스가 심해서 당뇨병이 유발된 사람이 있고 야식이나 인스턴트식품의 과다 섭취로 인해 노폐물이 쌓여서 당뇨병이 생긴 사람이 있다. 증상으로는 요당이 나오면서 불편 증상을 겪는 사람이 있고 증상이 전혀 없는 사람이 있다.

따라서 모든 당뇨병 환자에게 무조건 좋은 건강식품은 없다. 각자의 체질, 당뇨병의 원인, 현재 몸의 상태와 증상에 따라 각자에게 맞는 식이요법이 필요하다. 친한 지인이 당뇨병에 좋은 식품으로 효과를 보았어도 나의 몸 상태에는 도움이 되지 않을 수 있다. 도리어 당뇨병에 좋다는 식품을 섭취하고 혈당 관리에 곤란을 겪는 사람들도 있다. 당뇨병을 치료하고자 한다면 혈당을 낮추는 음식, 당뇨병에 좋다는 음식에만 관심을 쏟기보다 자신의 몸 상태를 고려하고 그에 맞는 식이 관리를 하는 것이 중요하다.

당뇨병 치료에 효과적인 하루 3끼

당뇨병에 좋다는 음식들로 모든 끼니를 채울 수는 없다. 그 음식들만 먹는 것이 건강에 무조건 좋다고도 할 수 없다. 당뇨병 환자가 매일 먹어야 하는 식사는 당뇨병이 있는 몸의 상태와 소화 기능, 생체 리듬을 고려한 식단이다. 하루 3끼 밥을 먹어도 혈당과 컨디션 관리에 도움을 주고 융통성 있게 식사를 할 수 있는 방법을 소개해보겠다. 참고로 앞에서도 이야기했듯이 하루 3끼를 반드시 다 먹을 필요는 없다. 점심과 저녁 식사만 규칙적으로 해도 좋다.

아침 식사

가장 권장하는 식단은 따뜻한 밥과 국이나 찌개, 김치 반찬이다. 소화가 쉽도록 된장찌개, 김치찌개, 콩나물국 등을 추천한다. 식사를 차리기 힘들다면 따뜻한 죽을 먹어도 좋다. 식사의 양은 1공기를 다 먹어도 되고 컨디션과 시간적 여유에 따라 조금만 먹어도 된다.

아침 시간은 우리의 소화 기능이 활발한 때가 아니다. 아침 식사로 권장한 음식들은 소화 기능에 무리를 주지 않고 에너지를 공급할 수 있는 것들이다. 음식을 씹는 동작은 소화 기능에 도움이 된다. 그래서 아침 식사 대신 커피나 과채 주스를 마시는 것은 권장하지 않는다. 집에서 설탕을 넣지 않고 직접 만든 과채 주스도 마찬가지이다.

점심 식사

점심은 비교적 크게 제한할 것이 없다. 아침과 저녁에 비해 음식 선택을 편안하게 해도 된다. 소화 기능이 가장 활발한 상태이기 때문이다. 다만 조미료, 양념이 많은 음식은 가급적 피하는 것이 좋다.

식사량은 든든하게 밥 1공기를 다 먹도록 한다. 하루 동안 우리 몸에 필요한 에너지와 뇌에서 요구하는 영양을 점심 식사를 통해 충분히 공급해줘야 한다.

저녁 식사

저녁은 아침과 마찬가지로 한식 식사를 권장한다. 당뇨병 환자라면 저녁 식사로 반드시 한식 식사를 하는 것이 좋다. 기름진 음식, 양념이 많은 음식, 고기 중심의 식사는 피해야 한다. 과식을 하지 않는 것이 좋으며 식사량은 2/3공기 정도 섭취하도록 한다.

저녁 식사의 내용이 중요한 이유가 있다. 우리 몸이 활동 상태가 아닌 휴식 상태로 가는 상황이기 때문이다. 소화에 부담을 주는 음식, 고기와 같이 소화가 느린 음식, 과식은 저녁 시간대의 몸의 생체 리듬을 방해한다.

저녁 식사를 마음껏 먹고 식후 운동을 열심히 하는 것도 도움이 되지 않는다. 휴식 상태로 가야 할 몸을 더 깨우는 것이 되고 수면을 늦추거나 수면의 질을 떨어뜨리기 때문이다. 그 결과 공복혈당이 상승할 수 있다.

식사 제한을 열심히 하던 사람이 이 내용대로 식사를 회복하게 되면 처음 며칠은 혈당 수치가 상승할 수 있다. 음식을 적게 먹어서 혈당이 낮아졌었기 때문이다. 하지만 이렇게 식사 습관을 교정하고 유지하게 되면 식사를 제한하던 때보다 혈당 변화가 안정되고 컨디션이 좋아지게 된다.

현미밥보다 당뇨에 더 좋은 밥은?

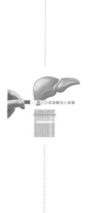

쌀밥을 줄인 결과 당뇨병이 줄어들었을까?

매 끼니마다 쌀밥을 먹은 것이 당뇨병의 원인일까? 그렇다고 생각한다면 오해하고 있는 것이다. 우리나라 사람들의 쌀 소비량은 해마다 줄어가는데 당뇨병의 발생은 늘고 있기 때문이다.

1980년대부터 2022년까지의 통계를 보면 국내 1인당 쌀 소비량은 꾸준히 감소하고 있다. 정부가 5년도 넘게 쌀소비촉진 캠페인을 벌이고 있지만 해마다 쌀 소비량은 감소추세가 지속되고 있다. 한편 같은 시기 국내 1인당 수입산 밀 소비량과 육류 소비량은 해마다 증가하고 있다. 최근 우리나라의 쌀과 육류 소비를 비교한 통계에서는 쌀을 100g 먹을 때 육류를 94g 이상 먹는다고 한다. 우리의 주식인 쌀을 적게 먹고 주식이 아닌 고기를 많이 먹고 있는 것이다.

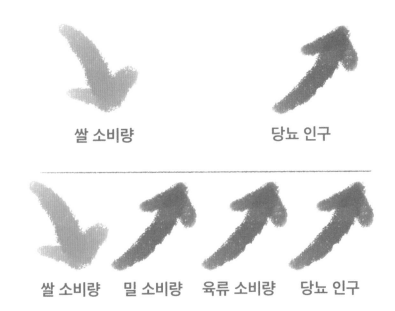

쌀 소비량　　　　당뇨 인구

쌀 소비량　밀 소비량　육류 소비량　당뇨 인구

결과적으로 쌀 소비량은 줄고 밀과 육류 소비량이 늘어나는데 당뇨병과 당뇨병 전단계 인구가 늘고 있다. 쌀밥을 당뇨병의 원인이라고 보는 것이 과연 타당한지 생각해보아야 하지 않을까? 쌀밥은 당뇨병의 원인이 아니며 당뇨병 환자가 피해야 할 음식도 아니다.

현미와 백미의 차이를 알아보고 백미밥을 먹자

당뇨병이 있다면 백미밥이 아닌 현미밥을 먹어야 한다고 생각하는 사람들이 많다. 왜 그럴까?

대표적인 이유는 현미의 당지수GI가 백미보다 낮다고 알려져 있기 때문이다. 당지수, GI란 Glycemic Index의 약자로 탄수화물이 함유된 식품을 섭취했을 때 혈당이 얼마나 빨리 상승하는지를 숫자로 표시한 것이다. 공복 상태에서 단순 포도당 50g을 섭취하고 2시간 동안 나타나는 혈당 상승 속도를 100으로 보고, 다른 식품을 동일하게 50g 섭취했을 때의 혈당 상승 속도를 상대적으로 표시한다. 숫자가 클수록 포도당 반응이 빠르다고 볼 수 있다. 숫자가 작을수록 혈당이 서서히 오른다는 의미이므로 해당 식품의 소화흡수가 천천히 이루어지는 것을 말한다.

현미밥의 당지수는 55이고 백미밥은 86이다. 감자, 옥수수, 고구마도 백미밥보다 당지수가 낮다. 카스텔라, 머핀 등의 빵도 백미밥보다 당지수가 낮다. 백미밥보다 당지수가 낮기 때문에 현미밥이 당뇨병에 도움이 된다는 논리라면 카스텔라와 머핀이 백미밥보다 당뇨병에 도움이 된다고 할 수 있을까? 당연히 그렇지 않다. 우리는 당지수의 의미를 잘 이해해야 한다. 소화흡수가 백미밥보다 느린 음식들의 당지수가 백미밥에 비해 낮게 나오는 것이다. 당지수 때문에 백미밥이 아닌 현미밥을 먹어야 한다고 말하는 것은 현미의 소화흡수가 느리기 때문에 먹으라는 의미와 같다.

현미밥을 먹는 또 하나의 이유는 백미보다 현미에 영양이 더 많다고 인식하기 때문이다. 현미와 백미의 영양 차이는 왜 발생하고 실제로 얼마나 차이가 있는 것일까?

수확한 벼에서 가장 겉의 껍질인 왕겨를 벗겨낸 것을 현미라고 말한다. 현미는 배젖 92%, 쌀겨껍질 5~6%, 배아쌀눈 2~3%로 이루어져 있다. 현미에서 쌀겨와 배아를 제거한 것을 백미라고 한다. 현미의 92%를 차지하는 배젖이 바로 백미이며, 둘의 차이는 쌀겨와 배아의 유무이다.

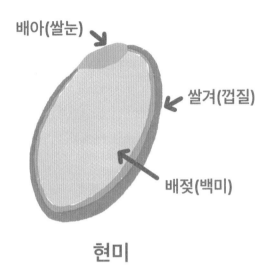

현미

현미와 백미의 영양구성은 둘의 차이인 쌀겨와 배아로 인해 다른 점이 있을 것이다. 쌀의 품종에 따라 다르지만 2020년 농촌진흥청에서 발표한 동일 품종의 내용을 예시로 살펴보자.

익히지 않은 생것으로 백미와 현미 각 100g의 영양성분을 분석한 결과이다. 열량은 백미가 362kcal, 현미가 359kcal이다. 수분은 백미에서 14.4g, 현미에서 14.1g이다. 백미와 현미에서 가장 많은 구성성분은 탄수화물이며 각 74.3g, 71g이다. 당류는 백미와 현미 각 1.81g과 3.17g으로 현미에서 더 많다. 백미와 현미 순서대로 단백질은 8.4g, 9.17g이며 지방은 2.04g, 4.11g이다. 식이섬유는 백미에서

10.9g, 현미에서 15.3g이다. 현미는 비타민B군을 많이 함유하고 있다고 알려져 있다. 현미 100g 중 비타민B군의 함량은 47µg마이크로그램이다. 100g은 1천억µg과 같으므로 %로 환산하면 0.000000047%이다. 백미 100g 중 비타민B군의 함량은 24µg으로 0.000000024%에 해당한다.

요약해보면 현미가 백미보다 상대적으로 탄수화물은 적고, 단백질, 지방, 식이섬유, 비타민B군이 많다고 할 수 있다. 하지만 객관적으로는 차이가 굉장히 미미하며, 백미와 동일하게 현미의 가장 많은 성분은 탄수화물이고, 백미보다 현미의 당류 함량이 더 높다.

둘의 차이는 쌀겨와 쌀눈이라고 하였다. 이 부분 때문에 현미는 백미보다 식감이 까끌하고, 오래 씹어야 소화흡수가 된다. 또한 그 차이 때문에 과거에는 현미밥을 짓기가 어려웠고, 요즘은 압력솥의 발달로 현미밥을 짓기가 간편해졌다. 하지만 단시간에 고온으로 현미를 익히다 보니 비타민B군의 파괴가 발생한다. 백미와 현미의 영양성분 내용은 크게 차이가 나지 않는데 오히려 현미로 밥을 지으면서 영양분이 파괴되거나 소화흡수가 잘 되지 않는 단점이 있다. 따라서 매일 먹는 주식으로 밥을 고를 때 맛, 영양분의 흡수, 섭취 효율성, 편리성을 고려한다면 백미밥을 먹는 것이 현미밥보다 낫다.

당뇨병 환자의 건강 관리는 혈당 수치만 고려해선 안 된다. 요당의 여부, 간과 신장의 대사 기능 등 다양한 측면을 고려하여 진행해야 한다. 고혈당으로 인해 급성 당뇨병 합병증의 위험이 크다면 순간적인 혈당 조절이 중요하겠지만 대부분의 환자들은 만성적인 대사 기능 문제를 바로잡아야 한다. 탄수화물에서 얻는 당은 몸에서 사용하는 주요 에너지원이다. 뇌와 망막이 사용할 수 있는 유일한 에너지원이다. 순간의 혈당 상승 속도가 느릴지라도 몸에서 필요로 하는 당을 충분하게 공급할 수 없다면 건강에 도움이 되지 않는다.

혈당 수치 때문에 탄수화물을 싫어하며 피하고 단백질 위주의 음식과 현미밥을 먹는 당뇨병 환자가 많은데 이는 잘못된 행동이다. 현미밥과 단백질 위주의 식사를 하다가 당뇨병의 기간이 오래되어 당뇨병 합병증으로 신장 기능 저하가 나타나면 현미밥과 단백질을 더 이상 먹어서는 안 된다. 당뇨병에 좋다고 해서 현미밥과 단백질을 먹은 것이지만 신장 기능이 떨어진 상황에는 좋지 않기 때문이다. 실제로 이런 상황을 맞닥뜨리고 당황하는 환자들이 적지 않다.

소화와 흡수가 원활하며 우리 몸에 필요한 탄수화물을 공급할 수 있는 한 끼로는 백미밥과 영양소를 고루 갖춘 한식 식사가 가장 적합하다. 몸에 좋지 않은 음식들을 섭취하지 않으려고 노력하면서 한식 식사를 잘해주어야 한다. 이것이 모든 사람들에게 필요한 건강 관리의 기본 원칙이자 당뇨병 환자들이 실천해야 할 방법이다.

홍삼? 여주?
당뇨에 좋은 식품 고르는 방법

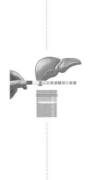

한의사가 사람의 몸 상태에 따라
도움이 되는 음식을 안내할 수 있는 이유

옥수수, 팥, 밤, 검은콩, 쌀, 호두, 앵두, 생강, 마늘, 대추, 쑥, 깻잎, 보리, 우엉, 무, 마, 녹두, 도라지, 오디, 율무, 호박, 모과, 둥굴레, 국화, 박하…. 이 음식들은 한약과 어떻게 다를까?

답은 '같으면서도 다르다.'이다. 많은 자연의 재료들은 음식으로 쓰일 때의 이름과 대응하는 약재로서의 이름이 있다. 예를 들어 마는 산약이고, 도라지는 길경이며, 율무는 의이인이다. 이들이 식약처의 hGMP한약재 제조 및 품질관리기준, Good Manufacturing Practice 인증을 받고 전문한의약품으로써 사용된다면 한약이다. 전문한의약품은 한의사의 처방에 의해서만 사용이 가능하다. 우리가 마트, 시장에서 구입하는 음식들은 GMP 인증을 받지 않는 식품에 해당한다. 어떤 관리와 유통을 거치느냐에 따라 한약으로 사용할지 식재료로 사용할지 쓰임이 달라지는 것이다.

수많은 자연의 재료들이 수천 년 동안 식재료와 약으로 사용되어 왔다. 한의사는 한약의 전문가일 뿐 아니라 우리가 지금까지 먹고 있는 음식들과 밥상의 전문가이다. 일상에서 먹는 음식들 중 무엇이 사람의 어떤 몸 상태에 의학적으로 도움이 되는지 도움이 되지 않는지 판단할 수 있는 전문가이다.

당뇨병에 좋은 식품을 궁금해하는 사람들이 정말 많다. 환자 본인은 물론 환자의 가족, 지인들도 관심을 갖고 선물을 하기도 한다. 그래서 다음 내용들에서는 당뇨병에 좋은 식품으로 알려진 것들이 어떤 효과가 있는지 설명한다. 그럼 함께 이해할 수 있어야 하는 것이 있다. 바로 해당 식품이 도움이 되지 않는 경우이다. 이 책에 실린 내용 외에도 궁금한 식품이 있다면 가까운 한의원에서 한의사의 진료를 통해 도움을 받아보길 바란다.

여주

◆ 여주

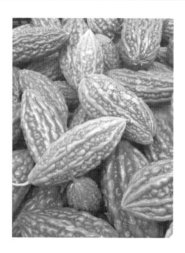

　여주는 필리핀 민간요법에 혈당을 내려준다고 알려져 있다. 우리나라에서도 대표적인 당뇨 건강식품으로 각광을 받고 있다. 여주는 오이와 생김새가 닮았다. 한의서에서는 고과^{苦 쓰다 고, 瓜 오이 과}라는 약재명으로 기록되어 있다. 이름의 뜻을 보면 맛이 쓰다는 것을 알 수 있다. 여주는 온난하고 습윤한 기후의 열대 아시아 지역이 원산지이다.

　한의서에 따르면 여주의 효능은 더위로 인한 열을 제거하고 간과 심장의 열을 제거하여 눈을 맑게 한다고 한다. 비위가 허한 사람은 복용을 피하라고도 되어 있다. 따라서 여주는 소양인이면서 간과 위장의 열이 있는 사람에게 도움이 되는 음식이다. 오이와 녹차도 여주와 비슷한 효과를 낸다.

돼지감자

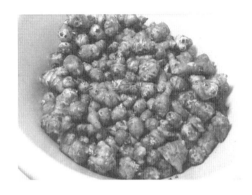

◈ 돼지감자

돼지감자라는 이름은 이 작물이 과거에 돼지 사료로 쓰인 적이 있다는 데에서 비롯되었다고 한다. 하지만 사람이 먹는 음식으로 사용되어 왔다. 원산지는 북아메리카이며 유럽을 거쳐 우리나라에 들어온 귀화식물로 분류된다. 약재 이름으로 국우菊 국화 국, 芋 토란 우 라고 하는데 이름처럼 국화과 식물이고 노란 꽃이 핀다. 이 식물의 뿌리줄기를 돼지감자로 사용하는 것인데 감자보다 울퉁불퉁하여 흡사 생강을 닮은 모습이다.

돼지감자는 위장, 대장, 폐가 습하고 냉한 상태의 태음인과 소음인에게 도움이 된다. 생김새도 닮았지만 효능도 생강과 비슷하다.

그런데 돼지감자가 당뇨에 좋다고 알려진 이유에는 다른 약재와 혼동이 있는 탓도 있다. 백부자라는 약재가 돼지감자와 모양이 비슷한데, 의서에는 백부자가 당뇨병 환자들이 호소하는 증상에 효과적인 것으로 적혀 있다. 그런데 백부자는 독성이 있어 식용으로 유통할 수 없고 한약재로 한의원으로만 유통된다. 따라서 자신의 몸에 도움이 되는 음식을 선택할 때는 한의원에서 한의사와 상담을 통해 확인해보는 것이 더욱 정확하다.

▌ 홍삼

우리나라 식약처에서는 식품과 건강기능식품을 구분하여 관리하고 있다. 건강기능식품은 기능성을 지닌 식품 원료를 사용하여 제조하고, GMP로 관리되는 제품을 말한다. 식품의 기능성은 식약처에서 정한 방법에 따라 평가받고 인정받게 된다. 홍삼은 우리나라의 기능성 원료 중 가장 많이 생산되고 판매되고 있다. 면역력 개선과 피로 개선뿐 아니라 다양한 기능성을 인정받은 원료이기도 하다. 그러나 많은 기능성을 가진 홍삼 역시 몸 상태에 따라 도움이 될 수 있고 그렇지 않을 수 있다. 워낙 유명한 식품이기에 홍삼에 대한 정확한 정보를 이해해보고 섭취에 도움을 받길 바란다.

홍삼은 무엇으로 만들까? 알다시피 홍삼은 인삼을 가지고 만든다. 그런데 인삼을 왜 홍삼의 형태로 가공하는 것일까?

원료를 인공적으로 처리하는 것을 가공이라고 한다. 인삼은 가공방법에 따라 수삼, 건삼, 백삼, 홍삼으로 불린다. 어떠한 가공도 하지 않은 인삼을 수삼이라고 한다. 수삼을 햇빛에 말린 것을 건삼이라고 한다. 껍질을 벗기고 말린 것을 백삼이라고 한다. 수삼을 쪄서 말린 것이 홍삼이다.

　한약재를 사용할 때 효능을 높이고 부작용을 줄이기 위해 가공하는 방법을 수치修治 또는 법제法製 라고 표현한다. 포炮라는 글자를 사용하면 불에 구운 약재라는 뜻이다. 불에 굽는 법제 방법은 독성이 강한 약재의 독성을 줄이고 자극성을 줄여 소화흡수를 쉽게 만들어준다. 마늘을 불에 구우면 맵고 자극적인 맛이 줄고 먹기 쉬워지는 것과 비슷하다. 숙熟이라는 글자를 사용하면 중탕으로 쪄낸 약재를 말한다. 소양인에게 많이 사용하는 생지황이라는 약재가 있다. 생지황은 노란색의 뿌리로 수분을 많이 함유하고 성질이 냉해서 위장과 심장의 열을 내려주는 효능이 있다. 생지황을 찐 것을 숙지황이라고 한다. 숙지황은 검은색의 약재로 신장 기능을 회복시키는 보음補陰 효과가 강하다. 이렇게 수치, 법제 방법에 따라 약재의 외형과 성질, 효능이 달라지게 된다.

　인삼을 한약재로 사용할 때는 어떤 수치와 법제를 해왔을까? 인삼은 주로 수삼을 말린 건삼의 형태로 사용했다. 수삼을 쪄서 말린 홍삼도 기록에 있지만 수삼이나 건삼과 다른 목적으로 사용하진 않았다. 수삼, 건삼과 다른 효능을 내기 위해 홍삼으로 가공한 것이 아니라는 말이다.

　수삼을 홍삼의 형태로 만든 이유는 유통기한을 늘리는 것이 큰 목적이었다. 수삼은 수분의 비율이 75% 정도로 높아서 습기에 상하기가 쉽다. 수삼을 말린 건삼도 오래 보관하기는 어려웠다. 그런데 홍삼은 길면 20년까지도 보관이 가능하다.

고려인삼이라는 단어를 들어봤을 것이다. 오래전부터 한반도의 주요수출품으로 유명했던 인삼에 붙은 별명이다. 한반도의 인삼은 효능이 높아 가까운 중국뿐 아니라 아라비아, 동남아시아에서도 수요가 많았다. 장거리 교역이 가능하려면 인삼을 썩지 않게 보관하고 이동시키는 것이 중요했다. 송나라 사절로 고려를 방문했던 사신이 저술한 《고려도경 高麗圖經》을 보면 인삼에 대한 기록이 남아 있다.

"人蔘之幹亦有生熟二等….'

인삼을 말린 것에는 생것과 중탕으로 찐 것 두 가지가 있다는 내용이다. 인삼을 말린 생것은 건삼을 말하고, 중탕으로 쪄서 말린 것은 홍삼을 말한다.

이후 명나라는 조선왕조에 공물로 인삼을 지정하여 요구했다. 그에 따라 인삼에 대한 수요는 더욱 높아졌다. 중종 37년 1542년에는 풍기군수 주세붕이 인삼 재배를 장려하였다는 기록이 있다. 풍기는 지금의 경상북도 영주시 일대이다. 현재도 풍기인삼으로 유명하며 인삼축제도 열리고 있다. 경종 4년 1724년에는 전국으로 인삼의 재배지가 확대되었다. 재배량이 늘고 교역량이 늘어나는데 장거리를 이동하며 인삼이 썩는 문제가 생기니 인삼을 찌고 말리는 법제를 하여 홍삼을 이용하였다. 역사적 기록들을 보아도 홍삼으로의 가공 목적은 장기 보관에 있다. 인삼의 약성을 강화하거나 부작용을 제거하기 위한 방법이 아니었다.

고종 32년 1895년에는 포삼법이 공포되었다. 포삼包 싸다 포, 蔘 인삼 삼이란 중국으로 인삼을 보낼 때 사용하던 표현이다. 홍삼의 형태로 80근을 묶은 것을 1포라고 말했다. 즉 포삼법은 홍삼법이라고 이해하면 된다. 대한제국 12년 1908년에는 홍삼전매법이 제정되고 시행령이내려졌다. 이후 1995년까지 홍삼의 제조는 정부만이 할 수 있었다. 1996년에 전매제가 폐지되고 현재는 일정 시설을 갖추면 누구나 홍삼을 가공하고 판매할 수 있게 되었다.

다음으로 홍삼의 효능을 알아보기 전에 인삼의 효능에 대해 먼저 알아보도록 하자. 다음은 한의서 《본경소증本經疏證》에서 인삼에 대해 서술한 내용 중 일부이다.

"人參不生原隰汚下, 而生山谷, 是其體陰, 乃偏生於樹下, 而不喜風日, 是爲陰中之陽…."
"인삼은 습하고 더러운 곳에서 자라지 않고 산골짜기에서 자라니 형체는 음(陰)이고, 수목 밑에서 서식하며 바람과 햇빛을 싫어하니 이는 음기가 있는 곳에서 양기를 기른 것(陰中之陽)이다…."

내부에 양기가 잘 모이도록 하고 외부의 습기에 손상되지 않도록 하는 역할은 인삼의 껍질에 있다. 코코넛과 수박에 비유할 수 있다. 코코넛과 수박은 수분을 많이 함유한 과일이다. 내부의 수분이 마르지 않도록 하기 위해 껍질이 두껍다.
인삼의 효능을 이해하기 위해서는 사람에 대한 이해가 필요하다.

《동의보감東醫寶鑑》에는 "天地合氣生日人 천지합기생왈인"이라는 문장이 있다. 하늘과 땅의 기운이 합쳐져서 사람이 나온다는 의미이다. 사람은 생명을 유지하기 위해 숨을 쉬고 음식을 먹는다. 숨을 쉬는 것이 하늘의 기운을 받는 것이고 음식을 먹는 것이 땅의 기운을 받는 것이라 할 수 있다. 숨을 쉬는 것은 폐를 비롯한 호흡기 계통의 기능이고, 음식을 먹고 영양분을 소화흡수 하는 것은 비위를 비롯한 소화기계통의 기능이다. 인삼이 명약으로 알려진 이유가 여기에 있다. 인삼은 폐와 비위의 기운을 모두 보강해주는 효능을 가지고 있다.

인삼의 성질은 한열寒 차다 한, 熱 뜨겁다 열 중 하나에 치우쳐져 있지 않다. 기록에는 약간 차다 혹은 약간 따뜻하다는 표현이 있다. 맛도 한 가지에 치우치지 않고 약간 쓴맛과 약간 단맛이 난다. 인삼은 4~5년 정도 재배한 것을 약으로 사용한다. 그런데 4년근 이상의 인삼도 뿌리의 크기가 작다. 그리고 인삼을 재배한 땅은 계속해서 인삼을 키워낼 수 없다. 한 번 인삼을 재배한 땅은 영양분이 말라서 몇 년간은 토양의 회복이 필요하다. 즉 인삼의 작은 뿌리 안에 기운이 집약되어 있는 것이다.

인삼은 오랜 병 혹은 노화에 의한 질환으로 인해 후천적으로 호흡기계와 소화기계가 약한 경우 탁월한 효과를 발휘한다고 볼 수 있다. 감기에 자주 걸리고 식욕이 부진한 어린아이에게도 사용할 수 있다. 소아는 호흡기계와 소화기계가 온전히 발달한 상태가 아니기 때문이다.

지금까지 설명한 효능들은 수삼과 건삼의 효능이라고 할 수 있다. 수삼에 열을 가하여 수분이 제거된 홍삼은 성질이 수삼이나 건삼보다 따뜻하다. 색깔도 상아색에서 불그스름한 색으로 변한다. 수삼의 75%

가 수분이라면 홍삼에서는 전체의 15% 정도로 수분 함량이 줄어든다. 때문에 홍삼은 장기 보관이 가능해졌지만 약성은 수삼보다 약해졌다고 보아야 할 것이다. 폐의 기운을 보강하기보다는 소화기계를 따뜻하게 보강하거나 심장을 보강하는 효과가 나타날 것이다.

따라서 홍삼이 도움이 되는 당뇨병 환자는 다음의 경우이다. 기본적인 노화 과정에서 혈당이 상승한 경우, 과로가 심하여 식사를 제때 하지 못해서 혈당이 상승한 경우에 홍삼이 도움이 된다.

하지만 오늘날 당뇨병의 대부분은 스트레스가 원인이다. 더불어 밤늦게 잠을 자는 습관이나 인스턴트식품의 과잉 섭취가 문제가 된다. 소화기계와 심장을 보강하기보다 스트레스로 인한 손상의 치유와 불량한 생활 습관의 개선이 필요한 상황이다. 이런 경우의 당뇨병들은 홍삼이 도움이 되지 않을 수 있다는 것을 명심해야 한다.

건강식품, 건강기능식품을 효과적으로 섭취하는 방법

지나친 것은 정도에 미치지 못한 것과 같다는 말이 있다. 건강식품을 섭취하는 것도 지나치지 않고 적당해야 건강에 도움이 된다. 건강기능식품 시장이 확대되고 다양한 제품들이 출시되다보니 한 손으로 다 세지 못할 정도로 많은 제품을 섭취하는 사람들이 있다. 제품의 형태는 정제, 젤리형, 액상 등 다양하다. 정제는 가루를 뭉쳐서 굳힌 것이다. 젤리형과 액상은 인공감미료를 넣어 달콤한 맛을 내는 제품이 많다. 이렇게 제품의 형태를 잡기 위해 사용하는 부형제는 기능성 원료가 아니다. 건강기능식품 제품을 많이 섭취할수록 부형제 역시 많이 섭취하게 되는 것이니 주의해야 한다. 또한 제품을 제조하고 판매하는 방법이 비교적 까다롭지 않아서 품질 관리면에서도 주의가 필요하다. 제품으로 판매하는 식품들은 식약처의 관리를 받는다. 하지만 판매되고 문제가 발견된 이후에 조치가 이루어지는 경우가 많아 소비자들은 제품을 이미 사용한 상태이다.

건강 관리의 기본이자 중심은 충분한 수면을 취하면서 한식 식사를 잘 챙겨 먹는 것에 있다. 건강기능식품은 식사를 통한 영양 섭취를 보조하는 수단이며 질병을 치료하는 약이 아니다. 따라서 영양제, 건강식품, 건강기능식품을 챙겨 먹고 싶다면 기본적인 건강 관리를 하는 바탕에서 두 가지 이내의 제품을 섭취하는 것이 건강에 도움이 될 것이다.

15분으로 스트레스 손상을 회복하는 방법

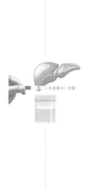

당뇨병의 문제는 단순히 혈당 수치가 높은 것이 아니다. 혈당이 높은 상태를 유지하면 소변으로 당이 빠져나갈 수 있기 때문에 문제가 되는 것이다. 당이 소변으로 빠져나가는 요당으로 인해 세포의 탈수가 발생하고 잦은 소변, 입 마름, 허기가 져서 음식을 많이 먹는 당뇨병의 증상들이 나타난다. 전해질 균형이 깨질 수 있는 것도 문제이다. 또한 당뇨병 환자에서는 혈당 수준이 높은데도 몸의 각 조직들이 에너지원인 당을 원활하게 공급받지 못하고, 제대로 사용하지 못하는 문제가 동반된다. 이렇게 문제가 발생한 대사 기능을 회복하려면 스트레스에 손상 받은 몸의 관리가 필요하다.

따뜻한 물을 담아 놓은 탕이나 욕조에서 목욕을 하는 온탕욕 또는 반신욕이 당뇨병 환자의 손상 회복에 도움이 된다. 구체적으로는 말초 혈관 확장과 땀 배출을 도움으로써 피부 가려움과 당뇨 발과 같은 당뇨병 합병증 예방을 도울 수 있다.

▎ 반신욕 15분의 효과

따뜻한 물로 목욕을 하거나 욕조에 몸을 담그고 있으면 피부나 근육 조직이 부드럽게 이완된다. 평소 스트레스나 긴장으로 인한 근육의 경직과 피로를 완화해줄 수 있다. 당뇨병의 원인 중 하나인 스트레스로 인한 몸의 손상을 회복시켜줌으로써 당뇨병 치료와 합병증 예방을 돕게 된다.

말초의 모세혈관들이 확장되면 혈류가 증가하여 혈액 순환에 도움이 된다. 심장으로부터 멀리 떨어진 조직들에 원활한 혈류 공급이 이루어지면 해당 조직들의 활동도 좋아진다. 당뇨 발이라고 불리는 당뇨병성 말초신경병증은 당뇨병 환자들에게 큰 걱정거리이다. 발은 심장에서 가장 멀리 위치한 조직으로 영양 공급이 가장 어려운 부위이다. 온탕욕과 반신욕은 당뇨병성 말초신경병증의 예방과 치료에 필요한 생활 관리 방법이다.

피부의 땀구멍을 통해 땀을 배출하는 것은 체온 조절과 노폐물 배설 효과가 있다. 자연스럽게 땀을 배출하는 것은 우리 몸의 다양한 병리적 상황을 해결하는 데에 효과적이다. 목욕으로 땀을 내주면 당뇨병 합병증에 의한 피부 가려움을 치료하고, 면역력 회복을 통한 당뇨병 치료에 도움이 된다.

몸의 상태에 따라
온탕욕, 반신욕을 하는 방법

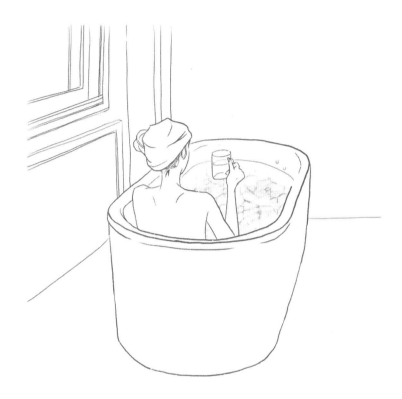

족욕보다는 반신욕을 권장하며, 건식보다는 따뜻한 물을 이용하는 습식이 더욱 효과적이다. 목욕탕 혹은 가정의 욕실에서 따뜻한 물로 목욕을 하면 습기가 차게 되고 바닥이 미끄러울 수 있다. 자칫 미끄러지거나 넘어지지 않도록 항상 조심해야 한다.

당뇨병 전단계 또는 당뇨병 초기로 증상이 없거나 가벼운 환자는 반신욕을 매일 1회 해주면 좋다. 1회의 시간은 15~20분 정도로 한다. 봄이나 여름에는 1주일에 1회 정도로 줄여서 해도 좋고, 가을과 겨울에는 자주 해줄수록 도움이 된다. 따뜻한 날씨와 추운 날씨의 차이 때문에 반신욕의 횟수를 조절할 수 있는 것이다. 반신욕을 할 때 물의 높이는 심장이 물에 잠기지 않는 정도로 한다. 욕조 근처에 마실 물을 두고 반신욕을 하는 동안 틈틈이 조금씩 물을 마시도록 한다.

당뇨병 합병증이 심하거나 당뇨병이 오래된 환자는 담당 한의사와 상담하여 반신욕을 하는 것이 좋다. 개인의 몸 상태와 체력 정도에 맞는 목욕 방법을 처방받도록 한다. 고온 사우나에서 무리하게 땀을 내는 것은 위급한 상황을 초래할 수 있다. 이 점을 반드시 기억하고 목욕탕에 가더라도 고온 사우나는 피하도록 한다. 목욕 후 물기는 확실하게 닦는 것이 좋다.

인슐린을 투여하고 있는 환자라면 땀을 너무 많이 흘리면 안 된다. 땀을 많이 흘리면 저혈당 쇼크가 일어날 수 있기 때문이다. 인슐린 투여 환자에게는 이 점이 가장 중요하니 주의해야 한다.

봄, 여름, 가을, 겨울. 사계절을 타는 당뇨병?

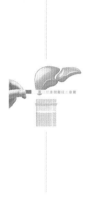

　우리의 몸은 다양한 상황에 반응하고 대처한다. 어두운 곳에서 밝은 곳으로 이동하면 홍채는 동공의 크기를 조절해서 눈으로 들어오는 빛의 양을 조절한다. 더운 곳에서는 땀구멍을 열어서 체온을 조절한다. 외부의 바이러스나 세균이 호흡기에 침입하면 면역반응으로 염증이 나타난다. 당뇨병 환자들이 항상 신경 쓰는 혈당 수치도 다양한 상황에 따라 값이 변화한다. 예를 들어 뇌와 눈의 활동이 많아서 에너지원을 더 많이 필요로 한다면 혈당 수치는 상승한다. 잠을 자는 동안 뇌와 눈은 휴식을 취하므로 수면 중 혈당 수치는 하루 중 가장 낮게 나타나게 된다. 음식과 운동만이 혈당 수치를 좌지우지한다고 생각한다면 상황에 맞지 않는 생활 관리를 하게 될 수 있다. 그로 인해 혈당 관리가 더욱 잘못된 방향으로 갈 수 있다.

봄, 여름, 가을, 겨울의 사계절도 혈당 수치 변화에 영향을 준다. 각 계절마다 우리 몸이 겪는 상황이 다르기 때문이다. 이제부터 각 계절에 따라 몸에 나타나는 변화가 혈당에 미치는 영향을 알아보자. 자신의 몸 상태와 상황에 맞는 생활 관리를 하는 것이 당뇨병 관리의 기본이라는 것을 잊지 않도록 한다.

▌미세먼지를 조심해야 하는 봄

봄은 온화하고 점차 활력이 올라오는 계절이다. 새해가 되면 추운 겨울이 얼른 지나고 완연한 봄이 오길 사람들은 기대한다. 그런데 봄이 되면 우리를 괴롭히는 것이 있다. 바로 황사와 미세먼지이다. 정부가 2019년부터 미세먼지 계절관리제를 실시할 정도로 우리는 미세먼지로 인한 고통을 겪고 있다. 이 제도는 미세먼지가 많은 3월 말까지를 관리 기간으로 하고 있다.

예전에는 황사가 두드러졌지만 이제는 미세먼지가 황사보다 더 큰 문제이다. 그런데 황사와 미세먼지의 차이는 무엇일까? 황사는 아시아 중심부에 위치한 사막과 고원지대의 모래바람이 봄철 편서풍을 타고 우리나라에 유입되는 것이다. 삼국사기에도 기록된 한반도의 오래된 자연현상이다. 자연현상이기 때문에 기상청의 일기예보에 속한다.

미세먼지는 산업시설, 자동차 등에서 나오는 화학유독성 물질이나 중금속 등의 오염물질이 편서풍을 타고 오는 것이다. 자연현상이 아니라 사람들의 활동이 만들어낸 오염 현상이다. 오염물질의 크기가 황사에 포함된 물질들보다 작아서 미세먼지라고 표현한다. 미세먼지 관리는 환경부의 소관이며 기상청과 협업하며 예보를 하고 있다.

　미세먼지는 우리의 건강에 어떤 영향을 줄까? 미세먼지가 우리 몸에 침입하면 면역반응이 생긴다. 그 결과 염증이 발생한다. 호흡기 질환, 심근경색 등의 심장질환이 유발될 수 있다. 최근 연구에 따르면 뇌에도 미세먼지의 침입으로 인해 염증반응이 나타날 수 있다고 한다. 미세먼지가 뇌와 심장에 좋지 않은 영향을 미치면 당뇨병 환자들의 혈당과 건강에도 해를 끼치게 된다.

　미세먼지가 당 대사에 영향을 줄 수 있는지에 대한 연구 결과도 존재한다. 독일당뇨병센터DDZ, Deutsches Diabetes Zentrum 는 대기오염과 당뇨병 발생 위험에 대한 연구를 진행하였다. 이 연구에 따르면 대기오염이 심한 지역에 오래 거주한 사람일수록 그렇지 않은 사람보다 당뇨병 전단계인 비율이 높았다. 당뇨병 전단계인 사람들은 10년 후 대부분 2형 당뇨병으로 진행한다고 알려져 있다. 우리나라 연구에서도 당뇨병 합병증인 당뇨병성 혼수로 응급실을 찾은 3,527명을 분석한 결과 미세먼지에 포함된 이산화질소가 당뇨병성 혼수의 위험을 높이는 것으로 나타났다.

　봄철 미세먼지에 대응하여 우리에게 필요한 관리 방법은 두 가지가 있다. 첫 번째는 미세먼지가 있는 상황에서 우리 몸을 보호하는 것이다. 호흡을 통해 미세먼지가 몸에 들어오는 것을 막으려면 미세먼지가 심한 날에는 마스크를 착용하는 것이 좋다. 마스크는 식약처에서 KF

인증을 받은 보건용 마스크를 사용해야 한다. 그리고 미세먼지가 있는 날에 외출을 했다가 실내로 들어오면 손을 깨끗하게 씻도록 한다. 실내 공기는 항상 깨끗하게 유지하는 것이 좋다. 미세먼지가 심할 것으로 예보가 있었다면 소아나 노약자는 해당하는 날에 외출을 조심할 필요가 있다.

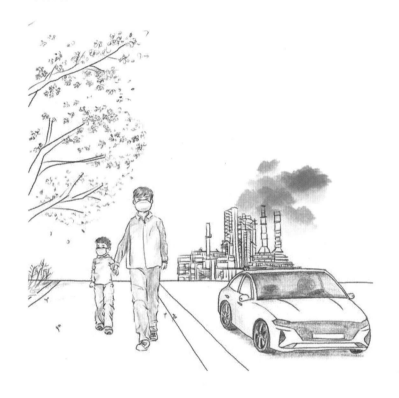

　두 번째는 미세먼지를 정화할 수 있도록 우리 몸을 건강하게 만드는 것이다. 면역력을 향상시켜야 한다는 의미이다. 생수를 자주 마시고 된장, 김치, 청국장 등 자연적인 발효 음식을 자주 먹도록 한다. 일찍 자고 충분히 자는 것도 면역력을 증진시키는 데에 필수인 생활 습관이다. 호흡기 질환, 심장 질환, 만성 질환이 이미 있는 사람이라면 한의원 진료를 통해 면역력이 향상될 수 있도록 하는 것도 좋다. 호흡기 건강에 좋다고 알려진 도라지, 더덕, 오미자 등을 차茶로 마시는 것도 몸 상태에 알맞게 할 수 있도록 상담을 받는 것이 효과적이다. 당뇨병 환자는 면역이 떨어지기 쉽고 염증에서 회복이 느린 편이다. 면역력을 기르고 건강을 지키는 것이 혈당 관리에도 도움이 된다.

소화기 건강을 신경 써야 하는 여름

우리나라의 여름은 뜨겁고 습하다. 여름철 우리 몸의 표면인 피부는 뜨겁고 눅눅해진다. 우리 몸 내부의 기운은 외부와 상부로 몰리게 된다. 그래서 덥고 습한 여름에는 소화 기능이 떨어지기 쉽다. 이때 찬 음식을 먹게 되면 소화 기능이 더 떨어져서 복통, 설사 등이 발생할 수 있다. 여름철에 소화기 질환이 발생하기 쉬운 이유이다. 당뇨병 환자들에게 이런 상황이 나타나면 혈당이 상승하고 컨디션 악화를 겪게 된다.

무더운 날씨에 우리의 몸에서는 땀이 난다. 땀은 우리 몸의 노폐물을 배출하고 체온을 조절하는 기능이 있다. 그러나 땀을 너무 많이 흘리면 체력 소모, 기력 저하가 발생한다. 여름에 삼계탕을 먹는 문화는 이 때문에 나타났다. 열을 열로 다스린다는 이열치열以熱治熱의 건강 관리법인 것이다. 특히 당뇨병 환자는 땀을 많이 흘리는 것을 주의해야 한다. 저혈당이 발생할 수 있기 때문이다.

그런데 더위와 땀을 식히기 위해 에어컨과 선풍기를 많이 사용하는 것은 다른 문제를 야기한다. 냉방기기의 바람이 땀구멍을 막으면 몸의 열이 발산되지 못한다. 또한 외부와 실내 온도의 인위적인 차이가 더해져서 콧물이 나고 머리가 지끈거리는 증상 등의 냉방병이 생길 수 있다.

여름날에 알맞은 건강 관리 방법이 곧 혈당을 낮추는 관리 방법이 된다. 그리고 여름철 건강 관리의 결과가 가을과 겨울의 건강 상태를 결정한다.

첫 번째 관리는 따뜻한 음식을 챙겨 먹는 것이다. 여름에 가장 많은 불편 증상은 소화기 증상이다. 덥다고 얼음이나 아이스크림을 많이 먹고, 입맛이 없다고 냉면처럼 시원한 음식이나 인스턴트식품을 많이 먹으면 안 된다. 소화 기능이 원활하지 않으면 혈당 수치가 올라간다. 따뜻한 음식을 먹어서 소화기 건강을 지키는 것이 혈당을 낮추는 방법이다. 당뇨병 환자라면 여름철에 음식 섭취를 통한 영양 보충에 더욱 신경을 써야 한다. 충분한 영양 공급이 혈당 안정화와 건강 유지에 도움을 준다.

두 번째. 집에서는 샤워를 해서 더위를 식히는 것이 좋고 항상 냉방병을 조심해야 한다. 샤워는 피부의 열감을 해소하고 더위를 이겨낼 수 있는 방법이다. 집에 있을 때는 냉방기기만 사용하기보다 샤워를 통해 더위를 해소하는 것이 좋다. 직장의 사무실처럼 여러 사람이 함께 있는 공간에서 에어컨을 사용할 수밖에 없다면 냉방병 예방이 필요하다. 수시로 따뜻한 물을 마시고, 얇은 겉옷을 입고 있도록 한다.

마지막으로 가장 중요한 것은 잠을 잘 자야 한다는 점이다. 열대야 때문에 잠을 설치면 공복혈당이 높아질 수 있다. 수면 중에는 혈당이 활동에 사용되기보다 간에 저장되어야 하는데 수면의 질이 좋지 않으면 뇌로 혈당 공급이 필요하여 간에 저장되기보다 혈액 중으로 나오기 때문이다. 더워서 잠이 잘 오지 않는다면 자기 전에 미지근한 물로 샤워를 하도록 한다. 선풍기와 에어컨을 세게 틀고 자는 것은 숙면에 도움이 되지 않는다. 필요하다면 30분 정도로만 예약을 설정하고 사용한다. 얇은 긴 옷을 입고 가벼운 이불을 덮어주는 것이 좋다. 선풍기를 몸 가까이 두고 고정시켜 바람을 쐬기보다는 거리를 두고 회전으로 작동시켜야 한다. 만약 더위로 인해 밤에 너무 잠을 못 잤다면 다음 시간대인 낮에 짧게 자는 것도 괜찮다. 여름철의 짧은 낮잠은 건강에 도움이 된다.

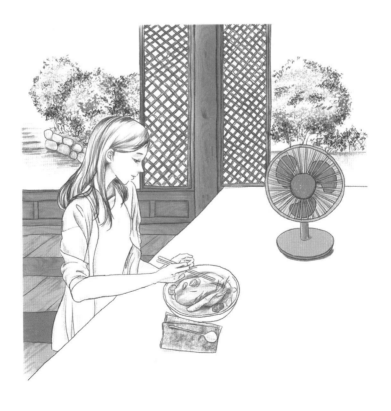

기온과 기분 변화에 건강을 챙겨야 하는 가을

우리나라는 4개의 계절이 있어서 계절이 바뀌는 때도 4번이 있다. 하지만 환절기는 보통 겨울에서 봄이 되는 때와 여름에서 가을이 되는 때를 말한다. 계절의 속성은 봄과 여름이 비슷하고, 가을과 겨울이 비슷하기 때문에 날씨 환경의 변화가 큰 시기를 환절기라고 표현하는 것이다. 여름에서 가을이 되는 환절기에는 해의 길이가 줄어들면서 나타나는 변화가 크다. 24절기 중 가을로 들어섰다는 의미를 지닌 입추立秋는 날짜상으로는 양력 8월 초순에 있다. 그래서 가을의 의미를 담고 있지만 우리에게는 여름 날씨로 인식된다. 양력 9월 22~23일의 추분秋分이 되어야 비로소 여름이 끝나고 진정한 가을로 접어들었다고 할 수 있다. 추분은 낮의 길이와 밤의 길이가 같아지는 때이다. 추분이 지나면 낮의 길이보다 밤의 길이가 길어지게 된다. 사람을 비롯한 지구의 생명체들은 태양 에너지를 바탕으로 활동한다. 따라서 가을이 되면 일조량이 줄어듦으로 인해 우리 몸에 건강 변화가 나타나게 된다.

일조량이 줄어들면 우울감이 증가하고 수면의 질이 떨어지기 쉽다. 이로 인해 뇌세포의 휴식이 방해를 받는다. 뇌세포가 과로하게 되면 에너지원인 당이 필요해지고 혈당이 상승하게 된다. 또한 가을 환절기에는 감기와 같은 감염 질환, 면역 질환이 증가한다. 나날이 기온이 더욱 내려가면 추위로 인해 근골격계 불편함도 증가한다.

환절기에 발생하는 몸의 변화로 인해 혈당 수치가 올라가는 것을 자신이 혈당 관리를 잘못한 결과라고 쉽게 판단하면 안 된다. 가을에서 겨울로 접어들수록 몸의 변화는 더욱 커진다. 가을철 온도 변화에 몸이 잘 적응하도록 관리하면 겨울철 건강을 지키는 데에도 도움이 된다.

가을에 필요한 첫 번째 관리 방법은 잠을 자러 가는 시간을 당기는 것이다. 여름보다 30분 정도 일찍 자도록 한다. 가급적 밤 11시 이내에 자는 것이 좋다. 뇌의 휴식을 위해 수면 습관을 바로잡도록 노력하면 간의 대사 기능에도 도움을 준다.

두 번째는 따뜻한 물을 틈틈이 마시는 것이다. 몸의 이완을 돕고 날씨 변화에도 감기와 같은 호흡기 질환이 생기지 않도록 건강을 유지하는 데 필요한 관리이다.

세 번째는 잠자기 1~2시간 전에 반신욕을 하는 것이다. 따뜻한 물에 반신욕을 하면 기온 변화에 몸이 빠르게 적응하는 것과 혈액 순환에 도움이 된다.

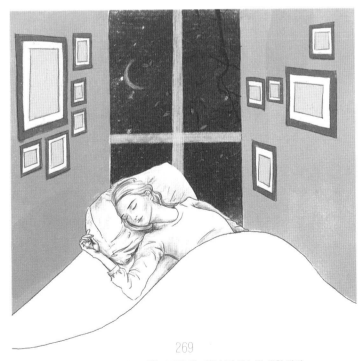

6장 "저에게 맞는 생활 방법을 알려주세요" 당뇨병 생활 관리

목욕과 햇볕이 필요한 겨울

겨울이 되면 건강한 사람도 평소보다 혈압이 조금 오른다. 추워지는 날씨에 적응하기 위해 말초혈관이 수축하면서 혈압이 상승하는 것이다. 이는 겨울철에 나타나는 우리 몸의 정상적인 변화이다. 겨울은 기온이 낮고 건조하며 해가 떠 있는 시간이 다른 계절보다 짧다. 이런 환경 속에서 생명을 유지하고 활동을 지속하기 위해 우리 몸에서는 다양한 변화가 나타난다. 이 변화들은 당뇨병 환자들이 겨울철에 겪는 증상과 밀접한 관련이 있다.

날이 추우면 몸이 떨리게 된다. 추위에 대응하여 몸에서 열을 만들어내기 위해 근육이 떨리는 현상이다. 뇌에서 보내는 신경 신호에 의해 근육이 수축과 이완을 하는 것이다. 이때는 신경의 작동을 위해 에너지원인 당이 많이 사용된다. 근육의 활동에는 단백질과 탄수화물이 필요하다. 즉 당의 요구량이 올라가게 된다. 이러한 이유로 추운 겨울철에는 당뇨병 환자의 발 저림 증상이 나타날 확률이 높아진다.

추운 환경에서는 열의 손실을 줄이기 위한 변화가 나타난다. 열의 손실을 최소화하기 위해 말초혈관은 수축하고 호흡이 얕아진다. 물이나 음료를 더 많이 마시지 않아도 겨울에는 소변을 많이 보는 느낌이 있다. 땀과 호흡으로 배출되는 수분의 양이 줄어들어 소변으로 수분이 더 많이 배출되기 때문이다. 당뇨병의 대표적인 증상이 소변 횟수의 증가인만큼 해당 증상이 겨울 날씨로 인한 것인지 당뇨병으로 인한 것인지 잘 구분해야 한다.

겨울에는 감정 상태가 더욱 가라앉는다. 가을보다도 해가 짧아지며

일조량이 가장 적은 시기이기 때문이다. 기분과 관련한 대표적인 신경 전달 물질은 세로토닌이다. 겨울에는 세로토닌의 활성이 감소하여 우울감을 느끼는 사람들이 많다. 그래서 탄수화물과 군것질 섭취가 늘어나게 되고 체중이 증가하며 혈당이 상승하기가 쉽다.

겨울철에는 반신욕을 열심히 해주는 것이 당뇨병 치료에 도움이 된다. 1주일에 2~3일, 하루 중 저녁 시간에 반신욕을 하도록 한다. 매일 하는 것도 좋다. 따뜻한 물에 몸을 담그는 반신욕은 근육의 이완과 말초혈관 확장을 통한 혈액 순환을 돕는다. 물의 온도는 40도 정도가 적당하며 시간은 15분 정도가 알맞다. 하지만 체력을 고려하여 물의 온도와 시간은 조절할 수 있다. 반신욕을 해서 자연스럽게 땀이 나는 것은 노폐물 배출과 체온 조절에 도움이 된다. 하지만 당뇨병 환자는 무리하게 땀을 내서 저혈당 증상이 발생하는 일이 없도록 조심해야 한다. 반신욕을 한 후에는 물기를 잘 닦아서 감기에 걸리지 않도록 주의가 필요하다.

겨울의 낮 시간대에는 따뜻하게 옷을 입고 햇볕을 자주 쬐도록 해야 한다. 춥다고 따뜻한 실내에만 머물면 햇볕을 쬐기가 어렵다. 해가 길지 않은 겨울에는 낮에 일부러 외출을 해서 햇볕을 쬐어야 한다. 햇볕을 쬐면 기분전환이 되고 밤의 숙면을 도와 뇌 신경세포들의 당 요구량을 낮춰줄 수 있다. 햇볕을 쬐는 것은 당뇨병 환자가 꼭 해야 할 건강 관리 방법이다.

겨울에는 잠을 일찍 자고 충분히 자야 한다. 수면 시간 동안 몸은 이완되고 뇌는 휴식을 한다. 겨울은 여름보다 밤이 길고 그만큼 길게 자야 한다. 여름에는 짧은 낮잠이 건강에 도움을 줄 수 있지만 겨울에는 낮잠을 피하고 밤 10시에 잠을 자서 아침 6~7시까지 길게 자도록 한다.

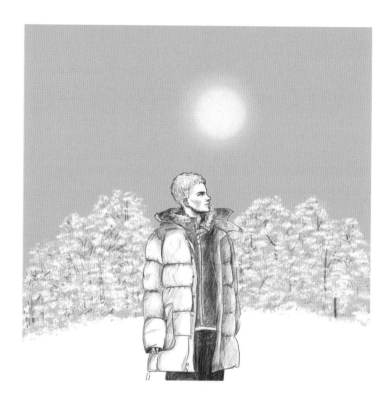

당뇨병 환자가 알아야 할 음주 방법

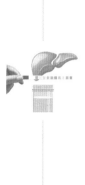

당뇨병 환자는 술을 마셔도 될까? 마시면 안 될까? 답은 '술을 마시면 안 되는 당뇨병 환자가 있다.'이다.

진료를 하다 보면 음주와 관련한 질문을 참 많이 받는다. 하나는 "당뇨병이 있으면 음주를 하면 안 되죠?"라는 것이고, 하나는 "음주를 하면 안 되나요?"라는 질문이다. 앞의 질문은 보통 환자의 보호자가 하는 질문이다. 한의사가 환자에게 술을 마시지 말라고 말하길 기대하며 물어보는 것이다. 뒤의 질문은 환자 본인이 하는 질문이다. 약간의 술은 마셔도 좋다는 대답을 기대하며 묻는다. 사랑하는 가족과 건강을 돕는 담당 한의사의 걱정에도 불구하고 술을 즐기던 환자들은 음주 습관을 바꾸기가 쉽지 않다. 하지만 당뇨병이 있기에 환자 스스로도 술에 대한 걱정을 떨치기 어렵다.

음주 습관의 유해성에 대해서는 많은 이야기가 있지만 여기에서는 당뇨병 환자들이 기억해야 할 음주 습관에 대해 설명하겠다.

첫 번째로 만들어야 하는 음주 습관은 술을 마신 다음 날은 음주를 하지 않는 것이다. 음주가 간에 나쁘다는 것은 모두 알고 있는 사실이다. 간이 나빠지면 혈당 조절도 어려워진다. 간은 당을 저장하고 혈액으로 내보내는 역할을 하는 중요한 장부이다. 간이 건강하지 못하면 인슐린이 정상으로 분비되는 상황에서도 혈당 조절 대사에 문제가 생긴다. 따라서 음주를 좋아하는 사람이라면 연일 음주를 하기보다 최소한 격일에 음주를 하도록 간격을 만들어야 한다. 생활 속 스트레스와 음주로 피곤한 간에게 휴식을 꼭 만들어주어야 한다.

두 번째는 좋은 품질의 술을 마시는 것이다. 실제로 환자들도 어떤 술의 종류가 건강에 좋은지 많이 질문한다. 간단하게 말하면 인공화합물이 덜 들어간 술이 그나마 낫다. 예를 들어 소주는 생산방식에 따라 종류가 나뉜다. 전통적인 방법은 증류방식이다. 곡식으로 만든 밑술을 사용하고 단맛을 위한 감미료를 넣지 않고 만든다. 증류과정으로 술을 완성한다. 한편 우리가 어느 식당에서든 쉽게 만날 수 있는 소주는 희석 방식을 사용한다. 곡물에서 추출한 에탄올을 물에 희석시키고 맛을 위해 인공감미료를 더해서 만든다. 소주를 마신다면 증류 소주를 고르는 것이 좋다. 와인은 원래 포도 등의 과일을 자연발효하여 만드는 술이다. 그래서 건강을 위해 와인을 즐기는 성인들이 늘고 있다. 하지만 와인이 널리 보급되면서 인공감미료와 합성착향료를 넣은 것도 많아지고 있다. 건강을 위해 술의 종류를 따져보고 있다면 알코올 도수와 칼로리만 보지 말고 술의 생산방식과 사용된 인공화합물을 확인하는 것이 좋다.

 알코올은 중추신경을 억제하는 물질이며 중독성이 강하다. 술을 조금만 마시려고 해도 과음으로 이어지고 행동을 자제할 수 없는 상태로 빠질 수 있다. 술을 마시려는 환자와 말리는 보호자의 실랑이를 보면 칼과 방패의 싸움 같기도 하다. 걱정하는 보호자에게 이렇게 항변하는 환자들도 있다. 자신이 이제까지 술을 마셔왔지만 그렇게 큰 일이나 위중한 병이 생긴 적은 없지 않느냐는 말이다. 하지만 술을 마셔서는 안되는 환자들이 분명 있다.

 체질적으로 간이 약한 사람은 술을 멀리해야 한다. 당뇨병 환자 중에 케톤뇨가 발생하고 있다면 반드시 금주를 해야 한다. 케톤뇨가 있는 환자가 술을 마시면 위급한 상황에 빠질 수 있다.

 그리고 기분이 좋지 않을 때 혹은 스트레스를 풀기 위해서 술을 마시는 습관이 있다면 술을 마시지 않으려고 노력해야 한다. 직장 생활에서 어쩔 수 없이 술을 마시다가 자연스럽게 음주가 익숙해진 사람도 있을 것이다. 하루를 마무리할 때 술을 마시지 않으면 힘든 사람은 더 이상 술을 마시면 안 된다. 음주가 기분을 좋게 만들어줄지 몰라도 음주자의 건강과 삶의 질은 나빠지고 있을 것이다.

마치며

책은 재미있게 읽으셨나요? 그렇다면 O, X 퀴즈를 풀어보시는 건 어떠세요?

다음 6개 퀴즈의 답은 O일까요? X일까요?

질문 1. 당뇨병에서 중요한 것은 소변으로 포도당혈당이 빠져나가는 요당이다.

질문 2. 당뇨병 전단계에서 정상 혈당 범위로 건강을 회복하려면 혈당을 올린 나의 생활 속 원인을 찾아야 한다.

질문 3. 당뇨병을 치료하고, 합병증을 예방·치료하려면 각각의 원인을 알고 접근해야 한다.

질문 4. 매일 복용하는 당뇨약, 혈압약, 콜레스테롤약이 있다면 환자 스스로 그 약의 효과가 나타나는 기전과 부작용에 대해 알 필요가 있다.

질문 5. 한의학은 오래전부터 환자마다 다른 몸의 문제를 찾아서 당뇨병을 치료해 왔다.

질문 6. 당뇨병이라는 진단명은 똑같더라도 사람마다 다른 몸과 생활 상황에 맞는 개별적 관리를 해야 한다.

문제 풀기가 어렵진 않으셨죠? 답은 모두 O입니다.

이 책의 내용에 공감은 많이 되셨나요? 필자들은 이 책을 고르신 분들이 질병의 치료와 건강 유지 혹은 증진에 관심이 많으실거라 생각합니다. 그런 이유로 이 책을 선물했거나 선물 받으신 분들도 계실 것입니다. 한의학 당뇨병 치료는 세상에 없던 전혀 새로운 것이 아닙니다. 우리가 잊고 있던, 잊혀져 가던 자연스러운 방법입니다. 요즘 우리는 몸이 아프면 병명을 찾고 증상을 억제하기 위한 약을 먹고 일상생활을 평소처럼 유지하려고 합니다. 하지만 예전에는 아프면 원인을 찾고 몸의 문제를 해결하기 위해 한약을 복용하고 상태에 맞는 몸조리를 했었습니다. 한약과 휴식을 통해 몸이 스스로 증상을 이겨내고 문제로부터 회복할 수 있도록요.

필자들이 혈당과 인슐린만을 생각했다면 이 책은 쓰여질 수 없었습니다. 당뇨병 환자분들마다의 몸과 생활 모습을 면밀하게 보다 보니 근본 원인과 문제에 대한 고민이 끊이지 않았습니다. 결국 개인의 문제를 찾고 대사 기능을 회복하도록 치료해야 환자분들의 불편이 사라지고 몸이 안정된다는 것을 알게 되었습니다. 지금보다 시간이 더 흐르면 획일적인 혈당 관리의 한계는 더욱 뚜렷해지고 개인 맞춤 관리에 대한 요구가 높아질 것입니다. 현재도 사람들은 자신의 몸의 특성을 알길 바라고 스스로에게 맞는 건강 관리 방법을 찾고 싶어합니다. 당뇨병뿐 아니라 다양한 건강 문제에서 한의학은 좋은 해결 방법이 될 것입니다.

이 책을 통해 당뇨병이라는 세 글자의 병명과 혈당이라는 숫자에 가려졌던 나의 몸 상태에 관심을 갖게 되셨길 바랍니다. 갖고 계시던 고민을 해결할 수 있는 실마리를 얻게 해드리고 싶은 필자들의 진심이 닿았길 바랍니다. 책을 끝까지 읽어주셔서 감사합니다.

당뇨병
사람이
먼저다 Ⅱ

요당과 간 기능,
그리고 대사증후군

초판 1쇄 발행 2023. 10. 2.

지은이 이승언, 강은영
펴낸이 김병호
펴낸곳 주식회사 바른북스

편집진행 박하연
디자인 최유리

등록 2019년 4월 3일 제2019-000040호
주소 서울시 성동구 연무장5길 9-16, 301호 (성수동2가, 블루스톤타워)
대표전화 070-7857-9719 | **경영지원** 02-3409-9719 | **팩스** 070-7610-9820

•바른북스는 여러분의 다양한 아이디어와 원고 투고를 설레는 마음으로 기다리고 있습니다.
이메일 barunbooks21@naver.com | **원고투고** barunbooks21@naver.com
홈페이지 www.barunbooks.com | **공식 블로그** blog.naver.com/barunbooks7
공식 포스트 post.naver.com/barunbooks7 | **페이스북** facebook.com/barunbooks7

ⓒ 이승언, 강은영, 2023
ISBN 979-11-93341-52-0 03510